鹿鸣心理

美国心理学会推荐
心理治疗丛书

人际关系疗法
Interpersonal Psychotherapy

[美]埃伦·弗兰克 著 杰西卡·C.利文森 著
Ellen Frank / Jessica C. Levenson

郭本禹 方红/译

郭本禹 主编

重庆大学出版社

译丛序言

　　毋庸置疑，进入 21 世纪后，人类迅速地置身于一个急剧变化的社会之中，那种在海德格尔眼中"诗意栖居"的生活看似已经与我们的生活渐行渐远，只剩下一个令人憧憬的朦胧魅影。因此，现代人在所谓变得更加现实的假象中丧失了对现实的把握。他们一方面追求享受，主张及时享乐，并且能精明地计算利害得失；另一方面却在真正具有意义的事情上显示出惊人的无知与冷漠。这些重要的事情包括：生与死、理想与现实、幸福与疾苦、存在与价值、尊严与耻辱，等等。例如，2010 年 10 月，轰动全国的"药家鑫事件"再一次将当代社会中人类心理的冷酷与阴暗面赤裸裸地曝晒在大众的视线之中。与此同时，当今日益加快的生活节奏、沸沸扬扬的时尚热潮，不计其数的社会问题正在不断侵噬着我们的生活乐趣，扰乱着我们的生活节奏。例如，日益激烈的职业与生存竞争导致了现代社会中人际关系的淡薄与疏远，失业、职业倦怠与枯竭、人际焦虑、沟通障碍等一连串的问题催化了"人"与"办公室"的矛盾；家庭关系也因受到社会变革的冲击而蒙上了巨大的阴霾，代沟、婚变、购房压力、赡养义务、子女入学等一系列困难严重地激化了"人"与"家庭"的矛盾。诸如此类的矛盾导致（促使）人们的心灵越来越难以寻觅到一个哪怕只是稍作休憩、调适的时间与空间。这最终引发了各种层出不穷的心理问题。在这种情况下，心理咨询与治疗已然成为了公众的普遍需要之一，其意义、形式与价值也得到了社会的一致认可。例如，在 2008 年面对自我国唐山地震以来最为严重自然灾难之一的四川汶川大地震时，心理治疗与干预就有效地减轻了受灾群众的创伤性体验，并在灾后心理重建方面发挥了不可替代的作用。

值得欣喜的是，我国的心理治疗与咨询事业也在这种大背景下绽放出了旺盛的生命力。2002 年，心理咨询师被纳入《国家职业大典》，从而正式成为一门新的职业。2003 年，国家开始组织心理咨询师职业资格考试。心理咨询师甚至被誉为"21 世纪的金领行业"[1]。目前，我国通过心理咨询师和心理治疗师资格证书考试的人数有 30 万左右。据调查，截至 2009 年 6 月，在苏州持有劳动部颁发的国家二级、三级心理咨询师资格证书者已达到 2 000 多人[2]；截至 2010 年 1 月，在大连拥有国家心理咨询师职业资格证书者有 3 000 多人，这一数字意味着在当地每 2 000 人中即拥有一名心理咨询师[3]。但就目前而言，我国心理治疗与咨询事业还存在着诸多问题。譬如，整个心理治疗与咨询行业管理混乱，人员鱼龙混杂，专业水平参差不齐，从而成为阻碍这一行业发展的瓶颈。"造成这一现象的原因尽管很多，但最根本的原因，乃是大陆心理

［1］　徐卫东.心理咨询师，21 世纪的金领行业［J］.中国大学生就业，2010，10.
［2］　沈渊.苏州国家心理咨询师人数超两千［N］.姑苏晚报，2009-06-07.
［3］　徐晓敬.大连每 2 000 人即拥有一名心理咨询师［N］.辽宁日报，2010-03-24.

咨询师行业未能专业化使然。"[1]因此，提高心理咨询师与治疗师的专业素养已经成为推动这一行业健康发展亟待解决的问题。

对于普通大众而言，了解心理治疗与咨询的基本知识可以有效地预防自身的心身疾病，改善和提高生活质量；而对于心理治疗与咨询行业的从业人员而言，则更有必要夯实与拓展相关领域的专业知识。这意味着专业的心理治疗与咨询行业工作者除了掌握部分心理治疗与咨询的实践技巧与方法之外，更需要熟悉相应治疗与咨询方案的理念渊源及其核心思想。心理学家吉仁泽（G.Gigerenzer）指出："没有理论的数据就像没有爹娘的孤儿，它们的预期寿命也因此而缩短。"[2]这一论断同样适用于描述心理治疗技术与其理论之间的关系。事实上，任何一种成功的心理治疗方案都有着独特的、丰厚的思想渊源与理论积淀，而相应的技术与方法不过是这些观念的自然延伸与操作实践而已。"问渠那得清如许，为有源头活水来"，只有建立于治疗理论之上，治疗方法才不致沦为无源之水。

尽管心理治疗与咨询出现的历史不过百年左右，但在这之后，心理治疗理论与方法便如雨后春笋，相互较劲似的一个接一个地冒出了泥土。据统计，20世纪80年代的西方心理学有100多种心理治疗理论，到90年代这个数字就翻了一番，出现了200多种心理治疗理论，而如今心理治疗理论已接近500种。这些治疗理论或方法的发展顺应时代的潮流，但有些一出现便淹没在大潮中，而有些

[1] 陈家麟，夏燕.专业化视野内的心理咨询师培训问题研究——对中国大陆心理咨询师培训八年来现状的反思[J].心理科学，2009，32（4）.
[2] G.Gigerenzer. Surrogates for theories.*Theory & Psychology*，1998，8.

则始终走在潮流的最前沿，如精神分析学、行为主义、人本主义、认知主义、多元文化论、后现代主义等思潮。就拿精神分析学与行为主义来说，它们伴随心理学研究的深化与社会的发展而时刻出现日新月异的变化，衍生出更多的分支、派别。例如，精神分析理论在弗洛伊德之后便出现了心理分析学、个体心理学、自我心理学、客体关系学派、自体心理学、社会文化学派、关系学派、存在分析学、解释精神分析、拉康学派、后现代精神分析、神经精神分析等；又如，行为主义思潮也飞迸出各式各样的浪花：系统脱敏疗法、满灌疗法、暴露疗法、厌恶疗法、代币制疗法、社会学习疗法、认知—行为疗法、生物反馈疗法等。一时间，各种心理治疗理论与方法如繁星般以"你方唱罢我登场"的方式在心理治疗与咨询的天空中竞相斗艳，让人眼花缭乱。

那么，我们应该持怎样的态度去面对如此琳琅满目的心理治疗理论与方法呢？对此，我们想以《爱丽丝漫游奇境记》中的一个故事来表明自己的立场：爱丽丝与一群小动物身上弄湿了，为了弄干身上的水，渡渡鸟（Dodo bird）提议进行一场比赛，他们围着一个圈跑，跑了大概半个小时停下来时，他们的身上都干了。可是，没有人注意各自跑了多远，跑了多久，身上是什么时候干的。最后，渡渡鸟说："每个人都获胜了，所有人都应该得到奖励。"心理学家罗森茨韦格（M. Rosenzweig）将之称为"渡渡鸟效应"，即心理治疗有可能是一些共同因素在发挥作用，而不是哪一种特定的技术在治愈来访者。这些共同的因素包括来访者的期望、治疗师的人格、咨访关系的亲密程度等。而且，已有实证研究证实，共同因素对治疗效果发挥的作用远远超过了技术因素。然而，尽管如此，我们认为，各种不同治疗取向的存在还是十分有必要的，对于疾病来说，可能很多"药物"（技术）都能起作用，但是对于人来说，每个人喜欢的"药"的味道却不一样。因此，每一对治疗师与来访者若能选择其喜爱的治疗方法来共同度过一段时光，岂不美哉？！而且，事实上，经验表明，在治疗某种特定的心理疾病时，也确实存在某些方法使用起来会比另外一些方法更加有效。

因此，在这个越来越多元化发展的世界中，我们当然有理由保持各种心理疗法的存在并促进其发展。美国心理学会（APA）在这方面做了大量工作。APA 对学校开设的课程、受读者欢迎的著作、广泛参与的会议进行了深入的调研，确定了当今心理治疗领域最为重要、最受欢迎、最具时代精神的 24 种理论取向；并且选取了相关领域的领军人物来撰写这套"心理治疗丛书"，这些领军人物不但是相关理论的主要倡导者，也是相关领域的杰出实践者。他们在每本书中对每一种心理治疗理论取向的历史作了简要回顾，对其理论进行了概括性阐述，对其治疗过程进行了翔实的展示，对其理论和疗效作出了恰当的评价，对其未来发展提出了建设性的展望。

这套丛书可谓是"麻雀虽小，五脏俱全"。整套丛书可以用五个字来概括：短、新、全、权、用。"短"是短小精悍，本套丛书每册均 200 页左右，却将每种取向描述得淋漓尽致。"新"是指这套丛书的英文版均是 2009 年及其以后出版的，书中的心理治疗取向都是时下最受欢迎与公认的治疗方法。"全"是指这套丛书几乎涵盖了当今心理治疗领域所有重要的取向，这在国内目前的心理治疗丛书中是不多见的。"权"是指权威性，每一本书都由相关心理治疗领域的领军人物撰写。"用"是指实用性，丛书内容简明、操作性强、案例鲜活，具有很强的实用性。因此，这套丛书对于当今心理咨询与治疗从业者、心理学专业学生以及关注自身心理健康的一般读者来说，都是不错的专业和普及读本。

　　这套"丛书"共24本，先由安徽人民出版社购买其中9本书的翻译版权，后由重庆大学出版社购买其中10本书的翻译版权。两社领导均对这套"丛书"给予高度重视，并提出具体的指导性意见。两个出版社的各位编辑、版贸部工作人员均付出了辛勤的劳动，各位译者均是活跃在心理学研究、教学和实践的一线工作者，具有扎实的理论功底与敏锐的专业眼光，他们的努力使得本套丛书最终能呈现在各位读者面前。我们在此一并表达诚挚而衷心的感谢！

郭本禹

2013 年 8 月 10 日

于南京郑和宝船遗址·海德卫城

丛书序言

有人可能会认为，在当代心理治疗的临床实践中，循证（evidence/based）干预以及有效的治疗结果已经掩盖了理论的重要性。也许是这样吧。但是，作为本丛书的编者，我们并不打算在这里挑起争论。我们确实了解到，心理治疗师一般都会采用这种或那种理论，并根据该理论来进行实践，这是因为他们的经验以及几十年的可靠证据表明，持有一种合理的心理治疗理论，会使治疗取得更大的成功。不过，在具体的助人过程中，理论的作用还是很难解释。下面这段关于解决问题的叙述，将有助于传达理论的重要性。

伊索讲述了一则寓言：关于太阳和风进行比赛，以确定谁最有力量。他们从天空中选中了一个在街上行走的人，风打赌说他能够脱掉那个人的外套。太阳同意了这次比赛。风呼呼地吹着，那个人紧紧地裹着他的外套。风吹得越猛烈，他就裹得越紧。太阳说该轮到他了。他将自己所有的能量照射出温暖的阳光，不一会儿，那个人就把外套脱了。

　　太阳与风之间比赛脱掉男子的大衣跟心理治疗理论有什么关系呢？我们认为，这个让人迷惑的简短故事强调了理论的重要性，理论作为任何有效干预的先驱——因此也是一种良好结果的先驱。没有一种指导性的理论，我们可能只治疗症状，而没有理解个体的角色。或者，我们可能与来访者产生了强烈的冲突，而对此一点也不理解。有时，间接的帮助手段（阳光）与直接的帮助手段（风）一样有效——如果不是更有效的话。如果没有理论，我们将失去治疗聚焦的方向，而陷入比如社会准则（social correctness）中，并且不想做一些看起来过于简单的事情。

　　确切地说，理论是什么？《美国心理学会心理学词典》（*APA Dictionary of Psychology*）将理论界定为"一种或一系列相互关联的原理，旨在解释或预测一些相互关联的现象"。在心理治疗中，理论是一系列的原理，应用于解释人类的思想或行为，包括解释是什么导致了人们的改变。在实践中，理论创设了治疗的目标，并详细说明了如何去实现这些目标。哈利（Haley，1997）指出，一种心理治疗理论应该足够简单，以让一般的心理治疗师能够明白，但是也要足够综合，以解释诸多可能发生的事件。而且，理论在激发治疗师与来访者的希望，认为治愈是可能的同时，还引导着行动朝着成功的结果发展。

　　理论是指南针，指导心理治疗师在临床实践的辽阔领域中航行。航行的工具需要经过调整，以适应思维的发展和探索领域的拓展，心理治疗理论也是一样，需要与时俱进。不同的理论流通常会被称作"思潮"，第一思潮便是心理动力理论（比如，阿德勒的理论、精神分析），第二思潮是学习理论（比如，行为主义、认知—行为学派），第三思潮是人本主义理论（以人为中心理论、格式塔、存在主义），第四思潮是女性主义和多元文化理论，第五思潮是后现代和建构主义理论。在许多方面，这些思潮代表了心理治疗如何适应心理学、社会和认识论以及心理治疗自身性质的变化，并对这些变化作出了回应。心理治疗和指导它的理论都是动态的、回应性的。理论的多样性也证明了相同的人类行为能够以不同的方式概念化（Frew & Spiegler，2008）。

我们创作这套美国心理学会《心理治疗丛书》时，有两个概念一直谨记于心——理论的中心重要性和理论思维的自然演化。我们都彻底地为理论以及驱动每一个模型的复杂思想范畴所着迷。作为教授心理治疗课程的大学教师，我们想要创造出学习材料，不仅要对专业人士以及正在接受培训的专业人员强调主流理论的重要性，还要向读者们展示这些模型的当前形态。通常在关于理论的著作中，对原创理论家的介绍会盖过对模型进展情况的叙述。与此相反，我们的意图是要强调理论的当前应用情况，当然也会提及它们的历史和背景。

这个项目一开始，我们就面临着两个紧迫的决定：选取哪些理论流派，选择谁来撰写？我们查看了研究生阶段的心理治疗理论课程，看看他们所教授的是哪些理论，也查阅了受欢迎的学术著作、文章和会议情况，以确定最能引起人们兴趣的是哪些理论。然后，我们从当代理论实践的最优秀人选中，列出了一个理想的作者名单。每一位作者都是他所代表取向的主要倡导者之一，同时他们也都是博学的实践者。我们要求每一位作者回顾该理论的核心架构，然后通过循证实践的背景查看该理论，从而将它带进临床实践的现代范畴，并清晰地说明该理论在实际运用中情况如何。

这一丛书我们计划有 24 本。每一本书既可以单独使用，也可以与其他几本书一起，作为心理治疗理论课程的资料。这一选择使得教师们可以创设出一门课程，讲授他们认为当今最显著的治疗方法。为了支持这一目标，美国心理学会出版社（APA Books）还为每一取向制作了一套 DVD，以真实的来访者在实践中演示该理论。许多 DVD 都展示了超过六次的面谈。有兴趣者可以联系美国心理学会出版社，获得一份完整的 DVD 项目的清单（http://www.apa.org/videos）。

在《人际关系疗法》（*Interpersonal Psychotherapy*）中，埃伦·弗兰克（Ellen Frank）和杰西卡·利文森（Jessica Levenson）带领读者详尽地回顾了为什么说人际关系心理治疗（IPT）非常适合当代聚焦于循证实践的临床氛围。本书的两位作者概述了 IPT 出人意料的起源，他们指出，最初发展出这个模型，只是作为心理治疗研究的一种理论安慰剂。这种安慰剂充满希望的结果使得 IPT 成了一种独立的疗法，用来治疗抑郁症及其他一些临床问题。作为一种有时间限制的取向，IPT 是独特的，因为它在临床上较少关注来访者内在或内心的世界，而较多地关注来访者的人际关系世界和社会世界。本书作者利用详细的案例和临床说明，给读者展示了该取向的理论基础和治疗的临床阶段。IPT 是一种广为研究的取向，本书作者还仔细考察了现有支持 IPT 用于不同群体和显现出来的不同问题的实证资料。大量支持 IPT 的实证资料使得这套《心理治疗丛书》对于学生和临床医生来说尤其有用。

——乔恩·卡尔森和马特·恩格拉-卡尔森

（Jon Carlson and Matt Englar-Carlson）

参考文献

Frew, J. & Spiegler, M. (2008). *Contemporary psychotherapies for a diverse world*. Boston, MA: Lahaska Press.

Haley, J. (1997). *Leaving home: The therapy of disturbed young people*. New York, NY: Routledge.

C ONTENTS
目 录

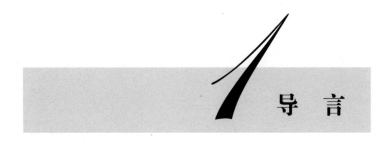

导言

CHAPTER ONE

本书旨在向读者介绍人际关系心理疗法（interpersonal psychotherapy，IPT）的理论与实践，希望他们能采用这种治疗方法，并将其与他们已掌握的治疗技术结合起来。随着时间的推移，我们希望 IPT 会更多地在临床被使用，这样在研究中和在有条件的临床机构中使用 IPT 治疗所获的成果，就会在更为广泛的治疗场所中推广至更多的来访者身上。

在我们的实验室，以及其他许多进行有关 IPT 研究的实验室中，提供治疗的临床医生包括临床心理学家、社会工作者、护理临床医生以及精神病学住院医生。基于所有这些从业者在实施 IPT 时所取得的成功，我们确信，在不同的治疗背景中从事工作、具有不同背景的临床医生，不仅会发现很容易就可以将 IPT 的原则整合进他们的工作中，而且，他们还将会成功地使用这种方法。

关于 IPT 的简短描述

人际关系心理治疗（Klerman，Weissman，Rounsaville & Chevron，1984；Weissman，Markowitz & Klerman，2000，2007）是一种针对抑郁症及其他集中于人际关系机能障碍和精神病症状交叉点的聚焦疗法。IPT 的理论基础是这样一种观点，即精神病障碍是在人际关系背景中出现的。治疗的所有部分都一次又一次地旨在将个体症状的发展与其社会环境联系到一起。通过 IPT，来访者将学会如何解决现存的人际关系挑战，如何预期将来的人际关系关注点，这些问题的解决将会如何促进当前症状的改善，以及如何阻止未来症状的出现。

通常情况下，IPT 是一种短期治疗，尽管一些研究者发现，长期使用 IPT 在一些临床背景中是适当、有效的。在其最初的概念化中，短期 IPT 持续的时间通常为 16 至 20 次面谈（Klerman et al.，1984；Weissman et al.，2000，2007）。尽管这种形式有可能会限制对某些领域作深层的探索，但这种疗法的限时本质会激发来访者和治疗师一直聚焦于任务，并鼓励来访者作出改变。IPT 可以成功地用于不同年龄、文化背景、精神病学诊断结果的个体。尽管来访者先前的关系会使治疗师对其当前的情境作出正确的理解，但治疗通常在一种合作的氛围中进行，集中于当前所关注的事情，这种合作的氛围将治疗师和来访者的目标和概念化都整合到了一起。除了人际关系与心理治疗之间的关系外，IPT 其他独特的方面包括：治疗师积极主动的态度（他以热情支持来访者的态度指导着面谈），在一个医学模型内对来访者的精神病理学进行概念化，以及将来访者的困境归入下列四个人际关系问题领域：未解决的悲伤（unresolved grief）、角色转换（role transitions）、角色冲突（role disputes）以及人际缺陷（interpersonal deficits）（Klerman et al.，1984；Weissman et al.，2000，2007）。在后面的章节，我们将会更为详细地解释这些 IPT 特有的概念。

IPT 的理论基础源于心理学和精神病学人际关系流派中一些人

的研究，如阿道夫·梅耶（Adolf Meyer）、哈里·斯塔克·沙利文（Harry Stack Sullivan）、约翰·鲍尔比（John Bowlby）、弗雷达·弗洛姆 - 理查曼（Freida Fromm-Reichmann）、梅布尔·布莱克·科恩（Mabel Blake Cohen）（Klerman et al., 1984；Weissman et al., 2000）。这些人讨论了人际关系中的问题可能是如何与精神病理学联系到一起的：要么是通过早期发展期间的经验，要么是通过成年期所面对的挑战。这些理论家探索了精神病理学有可能是如何与社会依恋、社会支持以及人际生活事件联系到一起的。他们认为，来访者是一个社会存在，是一个会受到人际关系经验影响的人。因此，IPT 断言来访者的社会环境会对他或她的心理状态产生很大的影响，是符合逻辑的。

用 IPT 来治疗抑郁症

以此为基础，IPT 很适合治疗抑郁症。如果我们像人际关系流派的理论家所提出的那样，认为抑郁症状的产生与人际关系、社会角色、社会支持、社会依恋方面出现的困难有关，那么这些问题就似乎是治疗抑郁症状的适当目标。

IPT 最初是在精神药理学药物时代（drugs era）一个研究项目的背景下，作为一种针对抑郁症的疗法而提出的。早期形式的 IPT 之所以最初包含在药理学的这项研究中，仅仅是因为当时的临床实践中出现了心理治疗。当时，人们认为这种早期形式的 IPT 对患者的结果只会产生一种"环境效应（milieu effect）"，就像实验者们也并不确信他们会发现一种心理治疗效应一样（Weissman，2006）。不过，当心理治疗被证明是成功的时，研究者们就将这种早期形式的 IPT 发展成为一种正式的治疗。我们将在第 2 章更为详尽地描述这项最初的研究。

　　使得 IPT 适合于治疗抑郁症的其他一些特征包括：对这种障碍的识别、命名以及标准化。许多患有抑郁症的个体在知道自己那些迥然不同、看似毫无关系的症状有了一个名字时，都松了一口气，而且，他们也不会因为患有抑郁症以及在抑郁症发病时相关机能的衰减，而像以前那样感到内疚了。尽管认知疗法（cognitive therapy，CT；Beck，Rush，Shaw & Emery，1979）要求来访者识别并探索有机能障碍的想法，并尝试行为实验，不过，IPT 要求来访者在确定其社会角色和人际关系中的机能障碍的基础之上，尝试具有人际关系本质的实验。尽管这两种方法都可能成功地治愈患有抑郁症的个体，但 IPT 把大多数（如果不是全部的话）个体在解决抑郁症时都普遍存在的人际关系挑战作为目标。当来访者很难确定或解决其有机能障碍的想法时，IPT 也可能是除 CT 之外的另一种有效的方法。人际关系目标给他们提供了治疗工作的另一个焦点，尤其是当更难做到将焦点集中于想法时，就更是如此。虽然 IPT 的发展最初是为了治疗抑郁症，但使其成为一种成功疗法的各个组成部分，同样也适用于一些其他的障碍。因此，它可以相当有效地用来治疗其他的心理挑战。

IPT 的独特方面

当杰拉德·L. 克勒曼（Gerald L.Klerman）、米尔纳·M. 魏斯曼（Myrna M.Weissman）及其合作者在从事 20 世纪 60 年代开始的新港口—波士顿合作研究项目（New Haven-Boston Collaborative Research Project），即创造出 IPT 的研究项目时，他们可能并不知道他们的工作竟然会对治疗患有急性抑郁症及其他障碍的个体产生如此深远的影响。在大约 40 年后的今天，几乎可以肯定的是，产生自那项研究的疗法所产生的影响，远比他们当初构想那项原初研究时所能想象的要广泛得多。IPT 已经发展成为一种针对在一生中许多阶段都患上抑郁症的个体的有效疗法，而且，它已被成功地改编用于许多患上各种障碍的来访者（例如，Hollon et al.，2005；Lipsitz et al.，2006；Schulberg，Scott，Madonia & Imber，1993）。此外，IPT 的使用与流行已经蔓延到了欧洲、南美、非洲的许多团体。近年来，非西方文化中的非西方临床医生已经在来自不同背景的来访者身上有效地实施了 IPT。IPT 已经延伸到了众多团体，而且已发现这种疗法相当有益，这一事实证明了克勒曼和魏斯曼的预见能力——预见了一种具有几近普遍之适用性的疗法。

使得 IPT 在得到实证支持的疗法中独树一帜的特征，可能与其在临床医生中的流行、容易使用以及来访者对其的接受及其有效性有关。不管是对于实施这种疗法的临床医生，还是他们的来访者来说，IPT 都是一种"有意义"的疗法。因为它集中于人类普遍的问题，来访者似乎凭直觉就能理解并接受这一事实，即他们生活中的重大压力会导致其心境发生改变，还会导致出现其他的悲伤症状。同样，对临床医生来说，把治疗工作的焦点集中于人际关系是合乎逻辑的，尤其是因为治疗本身也具有人际关系的本质。IPT 可以适用于如此众多的来访者群体，可能是以这一事实为基础，即作为这一疗法之基础的理论在于大多数（如果不是全部的话）个体在其生活中的某个时刻所面对的挑战：人际关系以及适应新的社会角色方面的问题。IPT 甚至也适用于那些缺乏社会联系的个体，因为这种疗法也可以把关注的焦点集中于这种特殊形式的人际关系机能障碍（interpersonal dysfunction）。尽管个体面对社交困难的程度可能有所不同，但是有一些这样的挑战是我们所有人在生活中的某个时刻都要面对的；以这种普遍性为基础，IPT 极具吸引力。

之所以说IPT有益，可能还因为它给来访者武装上了各种资源，让其可以应对将来可能会出现的人际关系困境，甚至是治疗终止之后出现的人际关系困境。IPT 鼓励来访者变得积极主动，并在有经验的治疗师的指导下改善其情形的过程中一直保持积极主动。我们还可以连同药物疗法一起成功地实施 IPT 这一事实，使得需要附加药物治疗的来访者可以双重获益（Klerman et al., 1984；Weissman et al., 2000）。对于那些经济状况或其他责任只允许其接受有限次数面谈的来访者来说，IPT 的短期性质为其提供了一种有效的治疗选择。

接下来，本书将简要地描述 IPT 的历史，然后对这种治疗形式以及 IPT 中所使用的特定策略进行详细的解释，并对证实此种疗法之价值的研究发现作详尽的回顾。我们特意对 IPT 的修正版本，以及证明 IPT 在各种不同的来访者群体身上、针对不同的障碍取得了成功的证据进行描述。正如我们将会清楚看到的，有关 IPT 的研究已经证明，它与大范围的临床挑战都显著相关，而且这些挑战的数量依然与日俱增。我们为临床医生提供了一份资源列表，并向其描述了 IPT 的当前发展以及新的方向。

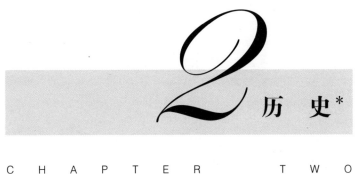

2　历　史*

*　本章有一部分内容改编自 *"Interpersonal Psychotherapy*，" by C.L.Cornes and E.Frank，1996，in L.J.Dickstein，J.M.Oldham，and M.B.Riba(Eds.)，*Review of Psychiatry*，pp.91–108.Copyright 1996 by American Psychiatric Association. 改编得到允许。

本章讨论人际关系心理治疗（IPT）的发展。首先，我们介绍了 IPT 的独特历史起源和各种理论基础。其次，我们讨论 IPT 的发展历史和传播，及一个治疗试验。最后，我们回顾了最近 IPT 的适应性改变，并检验了这些改变的效果。

起 源

尽管对许多治疗方法的描述通常以讨论此种疗法的理论基础开始，不过，我们从描述一项实证研究开始，因为 IPT 实际上是在一项研究中发展起来的。当然，IPT 根源于心理学和精神病学人际关系流派的理论，对此，我们在后面将会述及。不过，鉴于这种疗法独特的起源，我们将从描述其实际发生的进展开始。有兴趣的读者可以参阅米尔纳·魏斯曼（Myrna Weissman，2006）的著作，该书对这段历史作了更为详细的描述。

IPT 的最初发展是杰拉德·L. 克勒曼、米尔纳·M. 魏斯曼及其合作者于 20 世纪 60 年代后期在新港口—波士顿合作研究项目（New Haven-Boston Collaborative Research Project）的研究环境内发起。这个项目旨在"检验单独使用一种三环抗抑郁剂的功效，以及同时使用心理治疗和不使用心理治疗作为对非卧床非双相抑郁症的维持性治疗时的功效"（Weissman，2006：553）。这个治疗试验将关注的焦点明确地集中于防止那些刚刚摆脱抑郁症而获得康复的个体旧病复发。尽管这个试验总的目标在于改进急性抑郁症的治疗并防止其复发，但这个目标包括一个重要的新成分，即进行一次临床试验，在这次试验中，所有的治疗师都提供一种标准化的治疗。在那个时候，对于一次治疗试验来说，任何研究群体决心给所有的研究参与者提供同样治疗，都是相对新的实践，这将 IPT 剥离了出来，成为一种治疗抑郁症的渐进性疗法。

在 20 世纪 60 年代后期 70 年代早期历史背景下的精神病学研究表明，大多数的精神病学研究将关注的焦点集中于精神药理学。当时使用的心理治疗方法通常是心理动力治疗，尽管贝克（Beck）认知疗法的发展与其同时出现（Weissman，2006）。克勒曼的目标之一在于，设计一项尽可能模仿真实临床实践的研究。在临床实践中，大多数患者既接受心理治疗，也接受药物治疗；因此，除药物治疗外，维持性治疗试验计划将心理治疗也包括了进来。不过，正如魏斯曼（2006）描述的，将 IPT 发展成为一种治疗抑郁症的方法，并不是研究者最初的意图，因为心理治疗对于防止旧病复发是否有用在当时还不清楚。基于这两个原因，研究者将心理治疗包括进了这次试验中，"即使仅仅只是为了一种环境效应"（Weissman，2006：554）。

在为这次试验设计心理治疗时，研究者们指望将一种被视作支持性治疗的心理治疗条件包括其中，这样一种支持性治疗的时间相当短暂，足以与为维持性试验而设计之抑郁症治疗的限时（time-limited）本质相匹配（Klerman & Weissman，1993；Weissman，2006）。在此研究项目中，这个目标是通过采用经验丰富的社会工作者的策略而完成的，这对于当时将强调重点放在心理动力治疗之上的学院精神病学来说还相当陌生。这种心理治疗还建立在沙利文（Sullivan）、梅耶（Meyer）、鲍尔比（Bowlby）的人际关系理论之上，并强调生活事件的作用（Weissman，2006）。他们邀请鲍尔比来考察这个小组，这样他们就可以了解更多他的观点；这个研究小组还花了很多时间来阅读这些理论家的作品，并在撰写维持性研究手册之前在一些病例中试验了一些特定的治疗策略，维持性研究手册后来在国家心理健康研究所（National Institute of Mental Health，NIMH）资助下得以撰写（M. 魏斯曼，私人通信，2009 年 9 月 30 日）。

当这项维持性研究的发现表明心理治疗很有效时，克勒曼、魏斯曼及其同事决定制订一个吸收之前心理治疗优点的正式疗法，然后加以检验。他们观察到，参加其维持性研究的个体的人际关系本质、从事此项研究的治疗师的定期报告，以及最初的治疗手册，都可以用来指导正式治疗的发展。他们称之为人际关系心理治疗，同时还设计了一项急性治疗研究，用单一的药物治疗、单一的 IPT，以及结合药物治疗和 IPT 来更为正式地检验 IPT 的功效（Weissman，2006）。

在两个临床试验表明 IPT 很有效之后，克勒曼和魏斯曼的研究小组出版了一本手册，概括了人际关系方法的理论取向，以及一套逐渐发展成为 IPT 的策略（Klerman et al., 1984）。这种疗法将认知技术、行为技术、心理动力技术以及支持性技术的一些方面整合到了一起（Rockland, 1992）。所涉及的一些心理治疗策略包括来自于心理动力治疗的情感表达（expression of affect）、来自于认知治疗的行为激活（behavioral activation），以及一种来自于支持性治疗的积极的治疗师立场。除此之外，还使用了沟通分析（communication analysis），这是一种后来也被合并进家庭聚焦治疗（family-focused treatment）的技术，家庭聚焦治疗是对家中有一位成员患有双相精神障碍或精神分裂症的家庭所进行的治疗（Miklowitz, 2008; Miklowitz & Goldstein, 1997）。从这时起，IPT 作为一种治疗抑郁症的方法，得到了强有力的实证支持（例如，Blom et al., 2007; Elkin et al., 1989; Frank et al., 1990; Frank, Kupfer, Wagner, McEachran, & Cornes, 1991; Klerman & Weissman, 1987; Markowitz & Weissman, 2004; Reynolds et at., 1999; Weissman & Markowitz, 1994）。

理论起源

如上所述，IPT 的创始人在发展这种方法时受到了一些理论家的影响。这种疗法以心理学和精神病学的人际关系流派为基础，这个人际关系流派是心理健康领域中最早出现于 20 世纪 30 年代和 40 年代的思想流派（Klerman et al., 1984）。这项工作的基地在华盛顿—巴尔的摩地区，主要包括哈里·斯塔克·沙利文（Harry Stack Sullivan）和一些新弗洛伊德主义者，如弗雷达·弗洛姆 - 理查曼（Freida Fromm-Reichmann）[1]、埃里希·弗罗姆（Erich Fromm）、卡伦·霍妮（Karen Horney）等的理论。最为显著的是，人际关系流派与其他流派的不同之处在于，它强调社会角色及个体最为亲密之关系的重要性（Klerman et al., 1984）。IPT 的创始人强调在创造 IPT 时要将人际机能障碍与精神病理学联系起来。他们发展出了一些通过解决社会挑战来改善症状的方法。这种概念化将关注的焦点集中于某一社会背景中所发生的生活事件，以及认为人类从根本上说是一个社会存在的概念。当前，IPT 中所使用的技术正是建立在这些观点的基础之上。

不过，我们同时也可以看到，当前所使用的 IPT 反映了这种治疗的独特历史起源。用 IPT 来治疗抑郁症（尤其是在早期）是与最初抑郁症维持性研究中的疗法的发展联系在一起的。研究者们已经发展出了众多用于其他人群及其他障碍的 IPT 修正版本，不过，这是 IPT 出现 10 到 15 年之后的事情了。描述 20 世纪 80 年代晚期、90 年代早期 IPT 在 NIMH 抑郁症治疗合作研究项目（Treatment of Depression Collaborative Research Program, TDCRP）中使用的出版物，将 IPT 划归为一种能够有效治疗抑郁症的方法，而且很可能是一种可以经过改编来治疗其他障碍的

---

[1] 原文有误，Frieda 应为 Freida。——译者注

方法。治疗师积极主动的指导性立场（后面将对此作更为详细的描述）也与研究背景中的早期 IPT 有关。由于是一种限时的疗法，治疗师会积极主动地让来访者的注意力集中于治疗的重要方面，这自然会使他们采用一种更具指导性的立场，这种立场可能会表现为其他的形式。

IPT 的发展史及其传播

尽管 IPT 已经成功地用于多种研究（这些研究证实了其成功性），也成功地用于少数（不过，这个数字正不断增加）常规临床情境，但不幸的是，这种治疗方法的普及花了将近 40 年的时间才进入主流心理学。在这将近 40 年的时间里，研究者和临床医生们通过各种途径知道了 IPT。克勒曼、魏斯曼以及他们在新港口的研究小组发展出了最初的 IPT，用于抑郁症的维持性治疗研究，后来，他们在一个急性治疗情境中对这种疗法进行了一项研究（DiMascio et al., 1979; Klerman, DiMascio, Weissman, Prusoff & Paykel, 1974; Weissman, Paykel, Prusoff & Hanson, 1974）。在这项研究之后，另外两项研究促进了 IPT 在美国的传播：NIMH 抑郁症治疗合作研究项目（NIMH TDCRP）和匹兹堡复发性抑郁症维持性治疗研究（the pittsburge study of maintenance therapies in recurrent depression,

MTRD）。NIMH 抑郁症治疗合作研究项目（NIMH TDCRP）（Elkin et al., 1989）包括在三个中心对从事这项研究的临床医生进行培训（乔治·华盛顿大学、匹兹堡大学和俄克拉荷马州立大学）。给从事这项研究的临床医生培训的是杰拉德·克勒曼、米尔纳·魏斯曼、布鲁斯·朗萨韦尔（Bruce Rounsaville）、伊夫·谢弗龙（Eve Chevron），他们是撰写最初的 IPT 手册的作者（Klerman et al., 1984）。MTRD 研究（Frank et al., 1990）包括在匹兹堡大学对一独立小组从事这项研究的临床医生进行培训，给他们培训的也是克勒曼、魏斯曼、朗萨韦尔和谢弗龙。许多介入这两项研究的临床医生接下来开始给其他临床医生培训，开始是在他们自己的大学开展培训，后来到美国和加拿大的其他中心开展培训。这些"第二代和第三代"临床医生中，有一些现在已经创建了他们自己的中心来开展 IPT 方面的培训，在这些中心接受培训的受训者很可能会将 IPT 带进他们作为研究者及临床医生的职业生涯中。尽管到 2004 年，与贝克（Beck）及其同事的认知治疗（Beck et al., 1979）相比，将 IPT 作为其精神病学高级训练阶段或临床心理学课程一部分的培训项目相对较少（Weissman et al., 2006），不过，这个数字正不断增加。

除了这条传播途径外，IPT 传播还有一个重要的根源在于年轻人——尤其是约翰·马科维茨（John Markowitz）和劳拉·穆夫森（Laura Mufson）——他曾接受过杰拉德·克勒曼的培训，他辞去了作为酗酒、药物滥用及心理健康管理部门（Alcohol,

Drug Abuse and Mental Health Adminstration）主任的职位，来到了康奈尔大学。穆夫森在从事博士后研究时，进行了第一次关于 IPT 的研究，当时她的导师是米尔纳·魏斯曼。马科维茨和穆夫森后来都进行了重要的 IPT 研究，尤其是马科维茨，他受到邀请，在全欧洲和北美开展 IPT 培训研究班。多伦多的劳拉·吉利斯（Laura Gillies）以及后来的波拉·拉维茨（Paula Ravitz）和她的研究小组，对于 IPT 在美国和加拿大的传播来说也是一个重要的根源。

在欧洲，IPT 主要通过一个说英语的德国临床医生——伊丽莎白·施拉姆（Elisabeth Schramm）——传播到了德国，这位临床医生曾花了一年的时间在匹兹堡学习 IPT。而她接下来则负责起了德国的多门培训课程，并负责在那里进行 IPT 研究。波伦亚大学的朱塞佩·贝尔蒂·切罗尼（Giuseppe Berti Ceroni）促进了 IPT 在意大利的传播。在从米尔纳·魏斯曼那里学习 IPT 后，他在意大利开展了 IPT 培训，并将原版的 IPT 手册翻译成意大利语。在意大利，IPT 为心理治疗师们所采纳，同时也得到了一位实质上自学成材的临床医生的极大帮助，这位医生便是帕多瓦的保罗·斯科科（Paolo Scocco），他最初试图与匹兹堡研究小组一起会诊，接着跑去培训从事研究的临床医生，后来又去培训那里的社区临床医生。IPT 的译著还有德语版、法语版、丹麦语版和西班牙语版，葡萄牙语版现正翻译中。

约翰·马科维茨于 20 世纪 90 年代开办的几个工作坊，也扩大了 IPT 在欧洲的影响，其中包括在斯堪的纳维亚、荷兰、瑞士、意大利、德国以及英国开展的培训。他于 1998 年在英国开展的培训，包括与伊丽莎白和达拉谟的斯蒂芬·马丁（Stephen Martin）的合作。大约在同一时间，多伦多研究小组的劳拉·吉利斯也在莱斯特展开了 IPT 培训。

在他的一个同事参加完杰拉德·克勒曼主持的一个工作坊，并将 IPT 带回他们的研究小组之后，1990 年，荷兰的马克·布洛姆（Marc Blom）和他的研究小组开始使用 IPT。在患有抑郁症的门诊病人身上进行了一次小型的 IPT 试验之后，1992 年，布洛姆博士参加了约翰·马科维茨主持的一个工作坊，就在那个工作坊上，他接受了正式的 IPT 培训。在得到凯思琳·克劳尔蒂（Kathleen Clougherty）的督导，并参加了约翰·马科维茨和斯科特·斯图亚特（Scott Stuart）后来举办的培训之后，布洛姆博士开始给荷兰的治疗师上 IPT 方面的课程。荷兰 IPT 协会（the Dutch Society for IPT）自此成立，全国有 36 位督导，还有成百上千位接受过培训的治疗师。自此，布洛姆的研究小组一直在进行有关 IPT 功效的研究（例如，Blom et al.，2007）。

在澳大利亚和新西兰，米尔纳·魏斯曼和约翰·马科维茨在那里展开的培训在很大程度上支持了 IPT 的传播。马科维茨博士于 20 世纪 90 年代后期在这些国家传授 IPT 时，苏·卢蒂（Sue Luty）的小组正忙于改编 IPT，以用来治疗克赖斯特彻奇和新西兰的神经性厌食症患者（我们将在下一章讨论这一点）。IPT 主要通过马塞洛·费霍·德·梅洛（Marcelo Feijo de Mello）的工作，也传播到了南美，他在巴西对用 IPT 来治疗慢性抑郁症进行了研究（de Mello，Myczcowisk & Menezes，2001）。

在日本，水岛博子（Hiroko Mizushima）一直在实施 IPT，她是一位精神病学家，以前曾是日本国会的议员。20 世纪 90 年代，她在参加完魏斯曼博士和穆夫森博士在日本举办的工作坊之后，开始使用 IPT。水岛博士通过将一些 IPT 手册翻译成日语（Klerman et al.，1984；Weissman et al.，2000；Weissman et al.，2007；Wilfley，Mackenzie，Welch，Ayres & Weissman，2000 的译著），撰写一些关于 IPT 的评论性文章发表在日语杂志上，在学术性团体中谈及 IPT，主持定期的介绍性培训工作坊和每月一次的小组督导，提高了 IPT 在日本的熟知度。通过水岛博士撰写的一些自助 IPT 图书，日本的门外汉和消费者也知道了 IPT。目前，由日本卫生、福利、劳动政策部（Japanese Ministry of Health，Welfare，and Labor Polices）发起的，由水岛博士的研究小组进行的心理治疗功效研究正在进行中。

IPT 最初传播到撒哈拉以南的非洲地区，是世界卫生组织（world health organization，WHO）一项研究（Bolton et al.，2003；Verdeli et al.，2003）的结果，为了进行这项研究，康奈尔—哥伦比亚小组的两名临床医生凯思琳·克劳尔蒂（Kathleen Clougherty）和海伦娜·韦尔代利（Helena Verdeli）给当地的健康工作者提供了最初的培训。最近，多伦多亚的斯亚贝巴精神病学项目（Toronto Addis Ababa Psychiatric Project，TAAPP；Alem，Pain，Araya & Hodges，in press）（在这个项目中，多伦多大学的教员帮助在埃塞俄比亚的斯亚贝巴大学建立了一个可证实的精神病学培训方案），已经包括两组 IPT 培训课程，这两组课程是波拉（Paula）于 2006 年和 2008 年教授的。日后将成为教员和临床工作人员的精神病学住院医生要接受 IPT 的培训，并因而形成了潜在培训者的核心。TAAPP IPT 培训将关注的焦点集中于以技术为基础的 IPT 教学上，对指导路线和临床技术都进行了改编，以使更适合当地的心理健康背景，为埃塞俄比亚文化所接受，与埃塞俄比亚文化更为贴切，并致力于生活在那里的个体的生活应激源（Weissman et al.，2007）。此外，在刚果、果阿、希腊和中国，新的 IPT 发展当前也正在进行中。

　　另一个促进 IPT 传播的因素在于国际人际关系心理治疗师协会（International Society of Interpersonal Psychotherapists，ISIPT）的组织，该协会于 2004 年 6 月在匹兹堡举行了第一次会议。之后，第二届国际大会于 2006 年 11 月在多伦多举行，第三届国际大会于 2009 年 3 月在纽约市举行。在最近一次会议上，提交的论文描述了 IPT 的使用，以及 IPT 在日本和印度的改编版本（除上面列出的许多国家之外）。现在，ISIPT 不断地更新会员名单和网站，这有助于那些对 IPT 感兴趣的人之间的交流。

近期历史

在 IPT 提出者最初的研究以及早期证实了此种疗法之可行性和功效研究的基础之上，如上所述，IPT 的近期历史将注意力集中于这种治疗在不同背景和文化中的可接受性和价值。近期的工作还探索了在治疗抑郁症以及其他一些障碍方面，IPT 相比于其他治疗策略的效用。在此，我们将会对这些发展加以概述。

就像 IPT 的早期使用一样（前面部分已经指出），从历史上看，很多有关 IPT 之可行性和功效的研究都是在北美或西欧进行的（例如，Elkin et al., 1989; Miller, Gur, Shanok & Weissman, 2008; Mufson et al., 1994）。尽管这些研究探索了 IPT 在工业化的西方文化中的使用（IPT 就是在这种文化背景下提出的），但由于 IPT 已经传播到了世界上的其他国家，因此，近期的工作将关注的焦点集中于对 IPT 的修正，以使其适合于治疗其他的障碍和更多的人群。

在这样一个近期项目中，韦尔代利的研究小组（2003）检验了一个团体 IPT 的修正版本，用来治疗乌干达农村地区患有抑郁症的个体（乌干达农村地区的团体 IPT，IPT-GU），这是前面部分描述过的 WHO 发起的研究的一部分。根据这个群体在文化、社会经济以及生活方式等方面的差异，如艾滋病病毒横引，对 IPT 作了修正。通过把与这个群体的文化更为相关的症状作为目标，进一步明晰，提高治疗结构的灵活性，修正治疗焦点以使其对这个群体而言更有意义，这样，这种治疗便得到了修正（Verdeli et al.，2003）。治疗将来访者的工作集中于一个或两个方面，包括悲伤（grief）、角色转换（role transitions）、角色冲突（role disputes）和人际缺陷（interpersonal deficits）。我们将会在第3章对这些进行更为详细的讨论。

第5章将更为详细地讨论 IPT-GU 的效果，评析如何用 IPT 来治疗不同的来访者。我们还会详细地讨论 IPT 在农村心理健康中心的使用，因为 IPT 已被确定能有效治疗到这些中心寻求治疗的患有抑郁症的青少年（Bearsley-Smith et al.，2007）。同时，近期的研究还表明，IPT 的改编版本可以有效地用于不同的文化，如可以有效地用于意大利患有抑郁症的来访者（Bellino，Zizza，Rinaldi & Bogetto，2007），也可以有效地用于巴西情绪不良的个体（IPT-D；Markowitz，1996；Markowitz，1998）（de Mello et al.，2001）。所有这些近期的修正版本都突出了 IPT 在不同背景下的应用。

最近几十年的工作还将关注的焦点集中于对 IPT 进行修正，以使其适合于治疗其他的心理障碍。这些修正版本包括：针对双相精神障碍的人际社会节奏治疗（interpersonal and social rhythm therapy，IPSRT；Frank，2005），用于治疗共病惊恐症状（IPT-PS；Cyranowski et al.，2005）和社交恐惧症（IPT-SP；Lipsitz et al.，2008）的 IPT。还有人将 IPT 改编为适合于治疗产后抑郁症（Stuart & O'Hara，1995）和进食障碍（例如，

Jones，Peveler，Hope，& Fairburn，1993），此外，还有众多其他的改编版本。IPT 的这些版本（将在第 5 章对此加以描述）已经证明可以成功地治疗它们所锚定的来访者。不过，它们的重要性在于 IPT 的核心主题与这些不同群体的关联。

在最近这些年，越来越多的人对确定心理治疗和药物治疗中最为有效、持续时间长且划算的治疗策略感兴趣。作为想要为这一领域出一份力而作出的努力，我们小组将复发性抑郁症的序列（sequential）治疗和组合（combination）治疗作了比较（Frank，Grochocinski, et al., 2000）。在两项试验的急性阶段和维持阶段，用 IPT 和药物治疗的方法来医治女性来访者，我们要么以序列的形式使用 IPT 和药物治疗，要么以组合的方式使用 IPT 和药物治疗。尽管有局限性，但结果表明，与接受组合治疗的来访者相比，接受序列治疗策略的来访者表现出了较高的缓解率。相比而言，序列治疗一开始稍慢一些，但已确定它所需的费用要少一些（Frank，Grochocinski，et al.，2000）。对于那些无法（或者，很可能是他们自己选择不采取）采取长期药物治疗来维持治疗的来访者来说，这种策略是一个不错的选择。

另一项分析表明，在防止复发方面，维持性 IPT 更为频繁的面谈（一周一次或两周一次）并不比一月一次的 IPT-M 更为有效（Frank，et al.，2000）。通过限制维持缓解所必需的 IPT-M 面谈次数而减少治疗的费用，这种策略可能会变得非常有价值。

总的来说，这些维持性研究的重要性在于，其促进确定和实施了最佳的治疗方法以及对每一个来访者而言最佳的治疗策略。过去的工作证明了 IPT 的效用，尽管这些工作对于一种对不同来访者而言都有效的心理治疗的传播至关重要，不过这里所描述的近期工作扩展了早期的工作，在来访者需要的基础上指导治疗选择。在最近这些年，最小化治疗的费用，而最大化其（即治疗）功效，已经成为治疗结果研究的一个重要焦点，而且这项工作让我们对如何最佳地实施 IPT 和药物治疗有了更多的了解。

本章已经阐明了 IPT 独特的历史起源，以及这项早期的工作如何促成了其在当前的使用。接下来，我们将会更为详细地讨论 IPT 背后的理论，并回顾这种治疗所具有的一些独特特征。

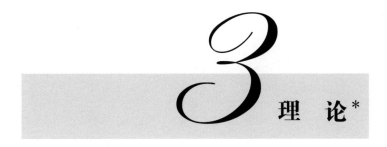

理　论 *

C　H　A　P　T　E　R　　　　T　H　R　E　E

*　本章有一部分内容重印和改编自 "Interpersonal Psychotherapy，" by C.L.Cornes and E.Frank，1996，in L.J.Dickstein，J.M.Oldham，and M.B.Riba（Eds.），*Review of Psychiatry*，15，pp.91–108.Copyright 1996 by the American Psychiatric Association. 改编得到允许. 以及"Interpersonal Psychotherapy for Unipolar and Bipolar Disorders,"by H..A.Swartz, J.C.Markowitz，and E.Frank，2002，in S.Hoffman & M.Tompson(Eds.)，*Treating Chronic and Severe Mental Disorders: A Handbook of Empirically Supported Interventions*（pp.131– 158）.Copyright 2002 by Guilford Press. 重印得到允许。

本章旨在对使用人际关系心理治疗（IPT）的治疗取向作一般性的介绍。在其他科学家所做工作的基础上，我们首先讨论了 IPT 的理论基础及其最新的进展。然后，我们描述了 IPT 的目标，同时还描述了如何在治疗中完成这些目标。贯穿本章始终，我们解释了一些关键的 IPT 概念。

最新的进展/IPT 的理论基础

考察塑造 IPT 之本质的心理学理论，我们便会发现，IPT 的基础有一部分在于精神病学人际关系流派的阿道夫·梅耶（Adolf Meyer）所做的很有影响力的工作，这些工作大部分是在 20 世纪早期到中期完成的（Klerman et al., 1984）。作为心理生物取向的支持者，梅耶强调一个个体通过各个发展阶段和日常的生活需要而取得的进展，以获得对他或她自己的精神病理学的理解（Meyer，1957）。梅耶对于社会关系和个体的环境所具有的心理社会特征非常感兴趣，而且他在研究人类行为和精神病学时，将关注的焦点集中于这些因素。照此，他建立的理论认为，一个人的精神病理学是该个体尝试应对心理社会环境的结果，这为那些强调在个体的病理性行为中人际环境之重要性的理论奠定了基础（Klerman et al.，1984）。

梅耶（1957：45）研究人类行为的心理生物取向坚定地将关注的焦点集中于"以实际需要为基础的心理学"，而较少关注抽象的心理学或精神病学。他对于实用的常识心理治疗很感兴趣，因此，他想探索人类的社会化以及我们彼此之间日复一日的交往方式（Meyer，1957）。梅耶强调个体的环境所具有的心理社会特征，将心理疾病界定为"个体为适应不断变化的环境而作出的尝试"（Klerman et al.，1984：42）。此外，在他的精神病学理论方面，梅耶还强调个体当前的体验及其社会关系。

阿道夫·梅耶的理论极大地影响了哈里·斯塔克·沙利文（Harry Stack Sullivan）——精神病学人际关系流派的另一位作出贡献的学者。沙利文认为，精神病学与人际关系领域之间有着牢固的关系，确信存在着"一种对于一门学科的强烈需要，该学科确定了要研究……个体通过其表现出心理健康或心理障碍的人际关系情境"（Sullivan，1953：18）。在这一界定的基础之上，沙利文觉得，精神病学应该将关注的焦点集中于研究人，以及人与人之间的互动，而不是大脑或心理（Klerman et al.，1984）。此外，精神病学的人际关系流派认为，如果精神病理学确实存在，那么，它可能是人际机能障碍的结果，尽管反过来说也可能是正确的。IPT 的根本原则致力于这个关注点，认为改善来访者当前的人际关系情境就可以改变他或她的精神病理学体验。同样，当精神病理学状况得到缓解，人际关系就可能因此而得到改善。

沙利文还采用了一种发展的取向来描述人类如何通过他人的影响而发生改变，扩展了梅耶有关儿童期人际关系经验之影响的观点。沙利文为这种精神病学理论提供另外支持的方法之一是，他研究了婴儿身上焦虑的发展。在一个特别显著的例子中，沙利文解释说，当一个婴儿的母亲，或者婴儿正与之互动的另一个重要他人（significant other）表现出了一种"情绪障碍"，那么，这个婴儿将会表现出焦虑或行为障碍（Sullivan，1953：9）。沙利文指出，正是这个重要他人的焦虑引出了婴儿的焦虑，或许，我们可以将此理解为在一个社会背景中所发生的习得反应，而不是一种对应激源的先天反应。因此，沙利文在一个人际关系背景中，进一步支持了他关于精神病理学之发展的理论。

　　在理解早期家庭生活如何反映在患有双相精神障碍之个体的人格问题和人际关系问题中时，弗雷达·弗洛姆-理查曼（Freida Fromm-Reichmann）[1]和梅布尔·布莱克·科恩（Mabel Blake Cohen）的研究（Cohen，Baker，Cohen，Fromm-Reichmann & Weigert，1954）也将关注的焦点集中于早期的经验（Klerman et al.，1984）。又一次，这些学者们也认为人际关系经验与后来的机能之间存在着联系。这一证据与这里所回顾的梅耶和沙利文的研究一起，为 IPT 的概念基础提供了支持，正如克勒曼及其同事所展示的（1984），IPT 的概念基础牢固地植根于精神病学的人际关系流派。

　　注意，这里所使用的术语是精神病学的人际关系流派（interpersonal school of psychiatry），而不是心理学或心理治疗，其具有双重含义。其一，这个术语准确地反映了 20 世纪 50 年代和 60 年代这个领域所做的工作；其支持者大多是精神病学医生，他们都

---

[1]　原文有误，Frieda 应为 Freida。——译者注

是作为医生接受的培训，而且，他们还将自己关于人际关系风格的研究用于自己的精神病学知识。其二，IPT 的创始人之一——杰拉德·L.克勒曼是精神病学医生，在使 IPT 的发展成形时，他不仅运用了精神病学研究背景（IPT 就是从这个背景中产生的），而且还运用了有关精神病学各个流派的知识。虽然这个领域的研究传播到了心理学的各个流派，但它是在一种精神病学背景中开始的。

社会支持与生活事件

已有研究发现，社会支持（或缺乏社会支持）与应激性生活事件在抑郁性症状的发展中发挥了一定的作用。虽然布朗和哈里斯（Brown & Harris，1978）明确指出，生活事件与社会支持的缺乏并不会导致抑郁症，但他们的研究以及其他人的研究（例如，Henderson，Byrne，Duncan-Jones，Scott & Adcock，1980）都表明，在有机能障碍的社会关系与抑郁症的发展之间存在着一种牢固的联系（Klerman et al.，1984）。他们指出，对于那些特别容易患上抑郁症的个体来说，这种联系是最成问题的。我们在这里对这些因素进行了讨论，清楚表明，布朗和哈里斯的研究为 IPT 的发展奠定了坚实的基础，IPT 这种治疗将关注的焦点集中于应激性生活事件、与社会支持相关的困境以及抑郁症的发展之间的联系（Klerman et al.，1984）。

布朗和哈里斯（1978：47）将"惹人恼火的动因（provoking agents）"界定为一种有可能导致抑郁症的因素，包括"生活事件……和正在遇到的困境，这些困境可能开始于一个无关的事件，也可能不是开始于一个无关事件"。他们将"易感因素（vulnerability factors）"界定为其他的社会因素，当一个惹人恼火的动因也存在时，这些因素只会增加患上抑郁症的风险。这些学者们还解释说，这种惹人恼火的动因有可能是失业（如果这种突然的失业会导致抑郁症的话）。而易感因素的例子可能是宠物的死，这或许会导致日常活动的减少，也会导致不再像以前那样积极参加遛狗团体的活动，但它本身并不足以导致抑郁症的出现。学者们提出，除非同时还存在着一种惹人恼火的动因，否则，易感因素不可能导致抑郁症，这二者结合到一起，就会增加个体患上抑郁症的可能性。

阿内斯亨塞尔和斯通（Aneshensel & Stone，1982）更为关注社会支持的作用，他们考察了社会支持的缓冲模型（buffering model），这种观点认为，足够的社会支持能够缓冲应激的消极影响（Dean & Lin，1977；Dean，Lin & Ensel，1981；both as cited in Aneshensel & Stone，1982）。在 1 000 个访谈的基础之上，这些学者发现，生活事件（尤其是丧失）与抑郁性症状的出现有关，而社会支持的缺乏则有可能会导致抑郁症。他们解释说，社会支持的缺乏之所以可能产生消极的影响，是因为它意味着重要关系的缺乏，或者这个个体可能觉得现存的关系并不完满。另一方面，支持的存在则可能会对心理健康产生积极的影响，很可能会缓解抑郁症的一些症状。

对精神病学人际关系流派的研究以及社会支持和生活事件领域
的研究的描述，为 IPT 的理论背景提供了一个大概。接下来，我将
会介绍 IPT 的目标和关键概念，并将其与这个理论背景联系起来。

目　标

人际关系心理治疗是一种短期的聚焦疗法，最初创造这种疗法
是为了治疗单极性抑郁症（unipolar depression）（Klerman et al.，
1984）。IPT 将关注的焦点集中于以下这两个因素之间的关系：个
体的人际关系和社会角色，尤其是其中的困境，以及抑郁症的发展
与维持。这种关系是 IPT 的关键概念之一。最初由克勒曼及其同事
（1984：48）所撰写的手册解释说，IPT 的一个根本原则在于，"社
会角色方面的障碍可以作为临床精神病理学的前提"。因此，IPT
的一个主要原则是：如果治疗师和来访者能够确定并改善来访者所
使用的有机能障碍的人际关系策略，那么，他们就能够缓解来访者
的抑郁症（Markowitz，Bleiberg，Christos & Levitan，2006）。

要进行成功的 IPT 治疗，对来访者来说，最为重要的是要理解
人际关系困境与抑郁症之间的关系。这种关系是治疗工作和改编的
基础，并为来访者进行情绪加工和行为矫正提供了理论基础。治疗
师可以利用从"人际关系清单"（interpersonal inventory，这是治疗
师在治疗一开始就完成的清单）上所获得的信息，以一种对来访者

而言有意义的方式，将社会角色方面的改变与抑郁症联系起来。治疗师通常会帮助来访者确定并有效地为将来社会角色方面的改变作准备，改善当前的人际关系和沟通，并帮助他们确定将来有可能出现的人际关系困境。经过整个治疗的进程，治疗师用各种资源武装了来访者，帮助他或她更具适应性地应对当前以及将来的挑战。不过，我们只有弄清楚人际关系挑战和情感症状之间的联系，才能有效地使用这些策略。

克勒曼及其同事（1984）的手册中所概括的人际关系治疗取向，认为抑郁症由三个过程组成：症状形成（symptom formation）、社会关系和人际关系、人格模式（personality patterns）。不过，IPT 的目标只与前两个过程有关。之所以不涉及第三个过程，是因为大家预期，治疗"持续时间相对短暂，心理治疗强度水平较低"，不会对人格产生重要的影响（Weissman et al.，2000：8）。不过，有一些个体在治疗结束的时候表现出了人格困境（personality difficulities）的缓解（Cryanowski et al.，2004）。IPT 以这样一种假设为依据，即治疗的焦点在于来访者当前的症状和人际关系经验。正如我们将会看到的，这一点对于 IPT 目标的形成非常重要。

治疗的目标

第一个目标在于，通过教育来访者让其了解自己的当前经验，从而开始减少来访者的抑郁性症状。治疗师把来访者的当前症状放进急性抑郁症的背景之中，并将抑郁症描述为心理健康专业人士完全可以理解的、完全可以治疗的常见障碍。这种心理教育（psychoeducation）是 IPT 的另一个关键概念。有一些来访者，尤其是那些刚刚经历抑郁症第一次发作的来访者，可能不知道他们所报告的这些症状叫什么名字，也不理解这种疾病指的是什么。治疗师通常将来访者机能的衰减和植物性迹象确定为抑郁症的一些方面，而不是来访者懒散或失败，患有此种障碍的人常认为这些是懒散和失败的表现。治疗师要细致地描述此种障碍的典型过程，指出：通过来访者的努力以及治疗师的帮助，抑郁症是可以治疗的，来访者很可能会获得康复。

第二个目标在于，帮助来访者理解自己处理关系和人际冲突的手段，这个目标与关注来访者当前的人际关系这一焦点有关。通常情况下，来访者并不能确定自己在人际互动中所使用的适宜策略或不适宜策略。因此，当问题出现，来访者可能会大吃一惊，而且可能难以确定这一困境的根本原因，也难以确定其与抑郁症发展之间的关系。通过确定来访者的方法，来访者将更为透彻地了解每一种策略是否具有有效性，并将更为全面地了解如何形成健康的关系，如何解决人际冲突。因此，前面描述过的 IPT 的根本前提强化了这样一种观点，即治疗的总体目标，也即抑郁性症状的缓解是通过改善来访者的人际机能关系这第二个目标而实现的。在防止将来发作抑郁症状方面，改善了的人际关系可以发挥一定的作用，而且还可以提供更为愉悦、更具适应性的社会经验。

儿童期经验

IPT 承认儿童期经验对于后来关系的形成有重要影响，认为这些过去的社会联结应该可以"增强对患者人际关系模式的理解"（Weissman et al.，2000）。从本质上说，关注儿童期经验并不是IPT 的目标，但它确实反映了这种治疗的总体观点。尽管有人可能预期 IPT 会将关注的焦点主要集中于来访者早期发展中的重要事件和内心防御（鉴于其在后来关系中所发挥的作用），但事实通常并非如此。IPT 认为，过去的关系会影响来访者如何处理当前的社会情境，但除了将它用作理解当前人际困境的一种方式之外，IPT 并没有集中关注这些过去的关系（Weissman et al.，2000）。

由于这种对于来访者当前（current）人际关系的着重强调，因此，在治疗一开始，治疗师便会花大量的时间来确定来访者生活中最为重要的人，并描述他们之间的关系。对于这些关系的确定和描述被称为人际关系清单（interpersonal inventory）（Klerman et al.，1984；Weissman et al.，2000），这是此种治疗的另一个关键概念。在治疗一开始，治疗师通过询问来访者其当前的重要关系，以及过去的重要关系，来完成这份人际关系清单。治疗师会询问那种关系的本质、持续的时间、当前的关系状况，或者关系是否已经终止、如何终止的。除了收集有关来访者社会交往的信息之外，这个工具还提供了治疗概念化的基础，其中，治疗师会将来访者的抑郁症与其人际关系情境联系到一起，并且还会强调将关注的焦点集中于当前的社会冲突与应激源在治疗中的重要性（Klerman et al.，1984；Weissman et al.，2000）。基于这样一种观点，即最好将从过去关系和抑郁症状发作中所获得的信息用作理解当前人际困境的一种方式，治疗师会用这种信息来理解并更为有效地治疗当前的关注点。

问题领域焦点

在治疗的正式结构中，治疗师通常会通过将来访者的人际困境归于四个问题领域之一，而将来访者的抑郁症与人际关系障碍联系到一起，这四个问题领域是：悲伤、角色转换、角色冲突和人际缺陷。这很可能是 IPT 特有的、最为独特的概念。这些问题领域的选择以一项内容分析为基础，即对早期的 IPT 治疗师在治疗中自然而然地倾向于关注的东西进行内容分析。随着 IPT 的发展，有一点变得非常明显：治疗所关注的焦点通常集中于这些问题，这些关注点为不同文化背景和伦理背景中的抑郁症患者广泛接受。

基于来访者在人际关系清单上所提供的信息，以及他或她当前的症状与忧虑，治疗师和来访者一起努力，达成一致意见，认为有四个问题领域（未解决的悲伤、角色转换、角色冲突和人际缺陷）

与来访者当前的悲痛有关（Stuart & Robertson，2003；Weissman et al.，2000）。不过，若来访者与治疗师之间出现了不一致的意见，魏斯曼和他的同事建议，接受来访者的治疗目标可能很有必要，而且更具生产性（至少短时间看是如此）。在治疗一开始，这么做是为了努力改进治疗联盟，并将其作为迅速开始治疗的方法。治疗师可以从这样一种可能性中找到安慰，即到后来的某个时刻，治疗的焦点有可能会转为治疗师一开始就认为最适合该来访者的问题领域（Weissman et al.，2000）。

因此，问题领域焦点在治疗的过程中有可能会发生改变，而且，治疗工作有可能会将关注的焦点集中于一个或两个问题领域（Weissman et al.，2000）。在针对抑郁症的急性 IPT 治疗中，之所以推荐将治疗所关注的焦点仅集中于一个或两个问题领域，是因为 IPT 所具有的短时、聚焦的本质。有时候，如在维持性治疗中，随着治疗的进展，以及经过较长时间而发生的改变，多个问题领域可能成为关注的焦点。不过，在急性治疗中，仔细打磨一个或两个特定的问题，就可以使得这些问题在治疗面谈中得到充分的发展。每个星期将关注的焦点集中于不同的问题只能帮助把来访者带来的火"扑灭"，而不能充分地加工任何问题。在整个治疗的过程中，不屈不挠地将关注的焦点集中于这些问题领域中的一个，或至多两个，并且不允许来访者—治疗师这个二人群体的注意力发生转移，本身就是这种短期干预的一个关键概念。在第 4 章，我们将对这每一个问题领域作全面的描述。

其他的关键概念

虽然 IPT 确实推荐使用一些具体的策略、一种有结构的时间布局，并为了适合于治疗不同的障碍而对此种疗法作了明确的修正，不过，还有一些关键的概念在指导此种疗法方面起着更为主要的作用。其中有一些概念我们在本章的前面部分已经提到，包括人际机能障碍与精神病理学之间的关系，以及人际关系清单的使用。我们将在这里讨论其他的关键概念。

医学模型与患者角色

有一个策略是使用医学模型（medical model）——更为明确地说，是使用患者角色（sick role）（Klerman et al.，1984；Weissman et al.，2007）。医学模型根据来访者正在遭受的痛苦来给疾病或障碍命名，并确定其是一种可以治疗的状况，这种状况独立于个体，而不是他或她人格的反映。医学模型的使用以医学环境中 IPT 创造者的工作为基础。而且，有一些人还有行医的背景。不过，这种疗法过去不是（现在也不是）主要聚焦于医学。实际上，在创造 IPT 时，杰拉德·克勒曼的理解超越了他那个时代，他认为，心理治疗也适合于医学障碍。他抓住了整合心理保健与医疗保健的重要性（在适当的时候，开出医药处方），而且，在 IPT 的社会、人际关系框架中，医学模型的整合更为常见。

在医学模型中，治疗师给来访者指定了一个"患者角色"（Klerman et al., 1984; Weissman et al., 2007）。帕森斯（Parsons, 1951）创造了这个概念，其目的包括：来访者可以免除一些社会义务和责任，他或她会将自己认同为一个正处于不合社会需要之情绪状态且需要帮助的人，来访者同意为了获得康复而与保健中心合作。接受这种患者角色可能有助于从某种程度上去除依然围绕在抑郁症诊断周围的瑕疵。

虽然有一些心理治疗模型反对患者角色这个概念，不过，IPT通过先确定这种疾病，然后将它与患者先天的人格区分开来，从而将这种角色收于囊中。当个体患有其他的医学障碍，那么，他们就被赋予了一种特殊的地位，可以获得照顾，并免除了一些责任。有一个经常用到的类比是糖尿病患者；治疗师解释说，如果来访者患有糖尿病，那么，他或她可能毫不犹豫地寻求治疗，生活方式也会作出适当的改变，而且相信接受专家的治疗是必须的。同样，治疗师确定抑郁症是一种需要适当治疗的疾病，就会强化来访者的观点，认为自己是一个患有医学疾病的人。患者角色的使用还可能加强治疗关系，鉴于治疗的短期性质，这一点非常重要。

在用 IPT 治疗其他障碍时，也可以使用患者角色。例如，在治疗双相精神障碍、慢性疾病或饮食障碍时，患者角色可以帮助来访者接受这种疾病所具有的长期或反复的本质，并在与此种障碍相伴随之局限性的基础上进行适应。

　　由于患者角色意味着来访者可能会遭受疾病反复而带来的痛苦，因此，就像本章前面部分讨论悲伤问题领域时所描述的那样，来访者可能需要时间来为那个已经失去的健康自我而悲伤。这种悲伤不同于那种由于失去某个深爱之人而体验到的悲伤；在这里，来访者要努力地将他或她自己认同为一个患有精神疾病的人。来访者将辨认出自我中尚且健康的部分（如果失去这些部分，他或她将非常悲伤），并谈论为适应此种障碍而必须作出的现实改变。这个悲伤过程的目的在于，帮助促进整合和接受这些适应，并给来访者信心，让他或她相信虽然自己患上了这种疾病，但仍能够过上充实、幸福的生活。

　　将医学模型整合为 IPT 的核心成分，相比于接受另一种治疗的来访者，接受 IPT 的来访者将更可能接受辅助性药物治疗。尽管将药物疗法与心理治疗结合到一起，加以适当使用是 IPT 的一个关键概念，但这并不是此种疗法所特有的策略。不过，将心理障碍等同于其他的医学疾病，增加了患心理障碍的来访者在需要的时候选择使用药物治疗的几率。

治疗师的态度

　　治疗师的态度(stance of the therapist)也是一个关键的 IPT 概念。正如下文将更为详细地加以讨论的，治疗师在和来访者一起时，通常采取一种主动、积极的态度。在给新手 IPT 治疗师培训时，我们常常称这样一种态度为"啦啦队队长"。治疗师并不一定要像罗杰斯的疗法所要求的那样提供无条件积极关注（unconditional positive regard），但在来访者作出积极的改变时，一定要向他或她提供支持和鼓励，而在来访者疾病复发时，谴责也要针对抑郁症本身，而不是针对来访者。治疗师的积极姿态也会促进治疗联盟的形成，这通常会使得治疗工作的进展更为迅速，更为有效。

鼓励情感的表达

IPT 中所使用的另一种策略是情感的表达（expression of affect），这是治疗过程的核心成分，也是使来访者发生改变的重要策略。就像在许多治疗方法中所看到的，有些来访者倾向于压抑或否认自己的痛苦感受，还有许多来访者在治疗环境之外可能没有机会与他人讨论自己的体验和感受。探索、确认并加工这些感受，可以为这些来访者提供了讨论痛苦情绪的机会。就像许多其他疗法一样，IPT 也认为这样做对医治过程而言非常重要。由于表达情感而产生的宣泄以来访者的以下能力为基础：能够识别出先前未知的感受，加工这些感受，并对这些感受获得更深刻的理解和洞察。

关于文化

本章前面部分所讨论的问题领域是 IPT 的关键特征之一，使其成为一种对大多数（如果不是全部的话）来访者都通用的模型。一般来说，对 IPT 的基础理论而言非常重要的社会角色、人际关系以及心境之间的关系，是一种很容易为不同文化中的个体理解和接受的模型。而且，IPT 治疗师与使用任何治疗方法的治疗师一样，对来访者原先的文化和价值观，以及来访者当前环境的文化和价值观都非常敏感。虽然问题领域在用于某些文化时可能需要稍作改动（例如，就像在用于乌干达的团体 IPT 时所做的一样），但这四个治疗焦点突出了几乎所有文化中的来访者所面对的人际关系挑战，并支持 IPT 的多元文化本质。在将这种疗法用于其他文化时，有时候对 IPT 作其他一些改动是必要的，但人际机能障碍与心境之间的关系在全世界的一些文化中都得到了公认。

本章解释了 IPT 的基础理论如何体现在了治疗目标，以及此种治疗最为重要的概念之中。下一个部分，我们将讨论如何实现这些目标，以及这些关键概念如何体现在治疗中。我们还将用案例来演示常用技术的使用。

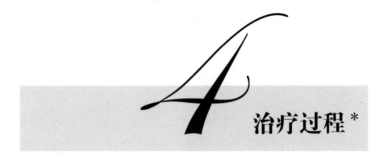

治疗过程 *

C H A P T E R   F O U R

* 本章有一部分内容重印和改编自 "Interpersonal Psychotherapy" by C.L.Cornes and E.Frank，1996， in L.J.Dickstein， J.M.Oldham， and M.B.Riba（Eds.），*Review of Psychiatry*，15，pp.91-108.Copyright 1996 by the American Psychiatric Association. 改编得到允许；以及 "Interpersonal Psychotherapy for Unipolar and Bipolar Disorders，" by H.A.Swartz，J.C.Markowitz，and E.Frank，2002，in S.Hoffman & M.Tompson（Eds.），*Treating Chronic and Severe Mental Disorders：A Handbook of Empirically Supported Interventions*（pp.131-158）.Copyright 2002 by Guilford Press. 重印得到允许。

这一部分的目的在于提供有关如何进行人际关系心理治疗（IPT）的详细理解。我们先介绍了治疗的布局。然后，我们给读者展示了一幅治疗师—来访者关系的画面，并描述了治疗师和来访者的角色。我们解释了关键的IPT策略，以及如何将其用于治疗工作之中，同时，我们还用可能出现的问题来确定这些策略的实施。最后，我们确定了来访者群体（对其而言，IPT的使用多少具有一些挑战性），并用突出了这些主题的案例结束本章。

治疗的布局，最初阶段

IPT的布局与治疗的目标，以及与人际关系问题直接相关的抑郁症概念有着紧密的联系。我们在此描述治疗的布局时，一直将治疗的目标和IPT有意成为一种短期心理治疗的事实谨记于心。IPT治疗的持续时间通常为16～20次面谈，分为三个阶段：最初阶段（持续时间通常为1～3次面谈），之后是中间阶段（通常为10～14次面谈），最后是终止阶段。终止阶段通常包括最后的1～3次面谈。治疗师和来访者通常一周见一次面，一次面谈的时间为45～60分钟。虽然一次IPT面谈的时间通常为45分钟，但当IPT与药物治疗一起使用时，治疗面谈的时间可以长达60分钟。额外的时间是让治疗师（如果需要的话，还有一起合作的精神病医生）检查来访者的症状以及药物治疗可能产生的副作用，同时还要考虑写处方的时间，还要让他们有时间对所出现的医学问题进行讨论。对来访者来说，或许不太可能在同一个治疗环境中同时接受心理治疗师和一起合作的精神病医生的治疗，同时，如果不是临床需要的话，来访者也并非总要去找一位精神病医生进行药物治疗。

　　在最初阶段，治疗师和来访者一开始就会检查来访者的症状，然后，治疗师会解释如何用 IPT 来治疗抑郁症。治疗师通常会鉴别出来访者正面临的精神病症状，同时给这些症状命名，使这些症状标准化，并将这些症状确定为抑郁症的一部分或由于抑郁性症状而导致的限制。在介绍完患者角色之后，治疗师和来访者就会接着讨论这一事实，即来访者无法像没有患上抑郁症的个体那样维持常规活动安排，这不仅是正常的事情，而且很可能是人们意料之中的。治疗师和来访者会对如何接受这一事实加以探索，并讨论用什么方法来应对由于不能维持正常活动而产生的内疚感。相应的，治疗师也会在这个最初阶段评估来访者对于药物治疗的需要。将药物治疗和 IPT 放在一起使用，可能非常有效，尤其是在精神病医生的指导下对药物治疗作精心安排时，疗效会更好。请教精神病医生和药物治疗的使用，并不是 IPT 特有的策略，这些策略不仅像第 3 章所描述的那样，以 IPT 创造者的背景和医学模型的使用为基础，同时也以这样一个事实为基础，即药物治疗或心理治疗—药物治疗结合常常可以成功地治疗抑郁症。值得注意的是，就像第 3 章讨论关键概念时所指出的那样，当为适用于其他障碍而对 IPT 加以改编时，IPT 允许使用药物治疗，甚至是鼓励使用药物治疗。

接下来，治疗的最初阶段会继续完成人际关系清单。就像前面所描述的那样，除了获得有关来访者当前关系和过去关系的信息之外，这个工具还为治疗师将来访者的抑郁症和他或她的人际情境联系到一起，以及强调在治疗中将关注焦点集中于当前社会冲突和应激源的重要性奠定了基础（Klerman et al., 1984; Weissman et al., 2000）。治疗师和来访者可能会找出一个社会应激源，这个社会应激源可能在来访者患上抑郁症之前就已存在。虽然 IPT 并非旨在确定来访者抑郁症发作的原因（或多个原因）。但来访者通常需要理解并接受这个观点，即他们所体验到的抑郁症在某种程度上是与某个社会应激源或人际障碍联系在一起的。

例如，有一个女人在孩子们都离开家去上大学之后，开始变得抑郁，进而接受治疗。在人际关系清单上，治疗师的目标在于：获得有关来访者各种关系的描述，并用这些信息将当前的抑郁症发作与人际机能障碍联系起来。治疗师一开始就询问来访者生活中最为重要的人，她的丈夫是谁，都有哪些直系家庭成员，还要来访者说出三四个知己。治疗师还询问来访者当前与这些人的关系如何，以及他们之间过去的关系如何。治疗师尤其对这些关系的历史和质量，以及对方回报这些关系的程度感兴趣。之所以关注这一点，是为了确定来访者在这些关系中所体验到的社会支持或人际困境的根源，以及来访者过去在这些关系中所表现出来的社会互动模式。看起来这位来访者拥有还算不错的社会关系网络，包括家人和知己，但是，她在抑郁时，却难以利用他们的支持和友谊。此外，这位来访者与丈夫的关系总体来说还不错，只是有时候有些紧张，而这加深了她的孤独和抑郁，因为她的孩子都上大学去了。他们的关系之所以紧张，主要是由于他们在来访者一周该工作多少个小时，更常见的是在他们应该什么时候退休这些问题上出现了分歧。虽然来访者想继续工作，但她的丈夫更希望她的工作时间能够少一些，而且他希望他们几年后就退休。

为了了解来访者以何种方式通过了过去的人际挑战，以及她如何成功地维持关系并在需要时获得他们的帮助，治疗师还询问了来访者过去的重要关系。这些信息向治疗师展现了来访者的综合人际机能，此外，治疗师还凭借这些信息确定了来访者社会机能中的优势和劣势所在。治疗师还询问了最近几年所发生的人际关系事件，如这位来访者的两个儿子，一个在她开始接受治疗的三年前离开家去上大学了，一个在她开始接受治疗的前一年去上大学了，而且她在大约五年前开始减少工作量，只从事一些兼职工作。来访者指出，在孩子们还在上高中时，减少工作量，从事一些兼职工作是很有益处的，因为这样她便可以有更多的时间来照顾他们，但一旦孩子们离开了家，这样做只会让她感到非常孤独。治疗师利用这些信息，将来访者生活中最近发生的这些人际关系改变与她身上抑郁性症状的发展联系了起来。例如，在治疗师的指导下，这位来访者终于了解这些具有挑战性的社会变化（如她的孩子们离开家去上大学，她和丈夫的争执）对她的心境有着直接的影响。当来访者描述完她过去是如何应对人际关系中的挑战，如当一位关系很好的同事调到另一家公司上班时，治疗师便使用这些信息设计出有效的治疗策略，这些治疗策略利用了来访者的优势。利用人际关系清单上所获得的信息，治疗师和来访者便能够设计出策略，设法改善来访者当前的友谊，增强她的社会联系，并创造更多、更为确定的社会接触的机会来改善她的心境。他们还会利用沟通分析（communication analysis）和角色扮演（role plays）来改善她与丈夫之间的沟通。

就像这个例子所表明的，治疗师和来访者利用人际关系清单上所提供的信息，选择一个与来访者当前的关注点最为相关的治疗的问题领域焦点。我们可以利用这个合作过程来向来访者反馈治疗师已经接收到了哪些信息，同时还可以利用这个过程来加强人际机能障碍与症状之间的联系，并给来访者提供治疗的一个焦点。

治疗的布局，中间阶段

治疗中间阶段开始时就确定了治疗的一个问题领域（悲伤、角色演变、角色冲突、人际缺陷），而且，随着来访者揭露越来越多关于他或她自己的信息，在这个中间阶段，我们可能会对问题领域进行修改。一旦确定了一个主要的问题领域，来访者和治疗师就会一起合作，努力地改善当前的人际关系问题（Klerman et al., 1984）。在治疗的中间阶段，来访者和治疗师会更深入地探索来访者所遇到的挑战，使用上面所描述的一些特定策略以及一些更为一般的 IPT 技术，来揭示并改善来访者的人际关系所具有的机能障碍的本质。在本章后面部分，我们将用更长的篇幅来描述更为一般的 IPT 技术。简单地说，这些技术包括引出细节（elicitation of detail）、情感聚焦（a focus on affect）、沟通分析、决策分析（decision analysis），以及行为激活（behavioral activation）、心理教育和角色扮演的使用。治疗师每个星期都会对症状进行监测，这不仅是为了追踪来访者的心境，同时也是为了加强心境与来访者社会处境之间的联系。此外，随着在这个阶段治疗联盟的增强，治疗师还可以将治疗关系作为让来访者练习将习得的策略用于来访者其他关系之中的方式。在这个阶段，已确定的问题领域是治疗的焦点，不过，由于每个星期都会出现新的人际关系问题，治疗师和来访者可以就问题领域进行讨论。下面，我们将对每一个问题领域作详细的描述。

悲　伤

一些遭受丧失至爱之痛的个体会体验到悲伤反应，考虑到这种丧失的严重程度，这种悲伤反应在强烈程度和持续时间上都是适当的；通常情况下，这些悲伤反应不会导致抑郁症的发作。不过，在一些个体身上，这种悲伤反应不能完全得到解决；对这些个体来说，这些迟迟得不到解决的感受就有可能会与抑郁症的发作联系在一起。在这种情况下，悲伤这个问题领域的目标对象是复杂的悲伤或"由于无法通过正常哀悼过程的各个阶段而产生的异常悲伤反应"
（Klerman et al.，1984：96-98；Weissman et al.，2007）。

弗洛伊德在他的论文《哀悼与忧郁症》（*Mourning and
Melancholia*，Freud，1917，as described in Cornes & Frank，1996）
中解释说，悲伤反应可能是正常的，也可能是异常的。在弗洛伊德
看来，正常的悲伤过程包括三个部分：确定并记住以前与死者相关
的事件，体验与那些记忆相关的感受，并慢慢地放开那些过去的经
验，同时发展出新的关系，过上一种新的生活。弗洛伊德解释说，
当与这种悲伤相关的痛苦使得个体逃避体验重要的感受（既包括积
极的感受，也包括消极的感受）时，这个悲伤过程就更可能导致抑
郁症。我们经常可以看到，悲伤的哀悼者难以承认自己关于死者的
消极感受，这通常是因为承认这些感受会让这些哀悼者产生内疚感。
这种回避情绪的做法阻碍了对有关已逝者的矛盾感受的解决，而且
还可能会让个体陷入患上抑郁症的危险。

照此而论，悲伤这个问题领域旨在"推进延迟的哀悼过程"，
随后，旨在"帮助来访者重建兴趣和关系，来代替已经失去的一切"
（Weissman et al.，2000：64；Weissman et al.，2007）。虽然有些来
访者认为，在探索新关系之前先解决矛盾更为容易一些；但另一些
来访者则发现，还在隐喻性地放开深爱之人时就开始建立新的联系
也同样有效。悲伤这个问题领域中所使用的治疗策略包括对与至爱
之死有关的感受加以探究。在这个过程中，治疗师必须积极地强化
来访者承认并表达出这些感受，强调这一事实，即这对来访者来说

很可能是一个宣泄的过程。其他的策略包括详尽地回想并重构过去关系的重要方面；对于患有抑郁症的个体来说，不仅记住过去关系中好的部分，而且记住那些不怎么理想的部分（将其作为避免理想化的一种方式）非常关键（Weissman et al., 2007）。对于关系的见解越平衡，对过去的关系及其当前对来访者生活的影响就有越全面的认识。最后，对这些想法和感受进行加工，可以促进越来越将关注的焦点集中于改善现存的关系和发展新的关系。为发展新关系、改善现存关系而作出的努力，就是悲伤问题领域中所使用的行为改变策略。值得注意的是，来访者在确定并接受自己是一个患有心理疾病的个体时，也可能会体验到悲伤。这个悲伤过程的焦点与我们在此所描述的悲伤问题领域稍有不同；这在第 3 章已经进行过讨论。

角色冲突

个体的社会角色基于他们所生活和工作的环境，以及他们所拥有的关系。一个女人的社会角色可能包括妻子、母亲、总经理、姐妹和女儿。虽然这个女人同时体现了这些角色，但在某种程度上牢固地以她在其中行使职责的环境为基础，与每一个角色相关的行为和态度就可能会出现。这些角色基于个体过去和当前的人际关系、他或她之前生活和工作的环境，以及该个体对这些角色的态度。当个体的角色状况发生冲突，不管原因是什么，都有可能导致抑郁症。

例如，如果一个女人的工作从兼职换成了全职，那么，她可能就会期望丈夫能够帮助她料理家务，因为她不再有那么多的时间来忙于这样的事情。而对于丈夫在家务活中的角色的期望，这对夫妻可能会出现分歧。

角色冲突问题领域将关注的焦点集中于来访者与丈夫（或者，一般而言，与来访者生活中与其发生了角色冲突的任何其他重要的个体）之间存在的这些非交互性角色期望（nonreciprocal role expectations）（Klerman et al.，1984；Weissman et al.，2007）。就像这个短语的含义所表达的，非交互性角色期望包括一方坚持而冲突的另一方并不这样认为的期望。角色冲突可能是由于换工作、生病、变老、经济压力、结婚或者即将为人父母等生活事件而导致。克勒曼及其同事（Klerman et al.，1984；Weissman et al.，2007）指出，角色冲突之所以可能导致抑郁症，是因为个体在冲突中会产生一种失控的感觉，而且，重复的冲突可能会使个体感到束手无策，或者冲突会使个体产生绝望感，所有这些都可能导致个体自尊的降低。这些因素还可能进而导致抑郁症的出现。

角色冲突的特征在于虚弱的沟通模式和挫折感，有时候，还需要承认双方的分歧可能无法解决（Weissman et al.，2000）。围绕冲突的所有这些问题都需要通过这个问题领域内所使用的策略来解决，所有这些都归属于这个更为一般的目标，即帮助来访者"修正适应不良的沟通模式，或者重新评估对相关关系的期望"（Klerman et al.，1984：105；Weissman et al.，2007）。一旦承认某种角色冲突是焦点的问题领域，来访者和治疗师就需要确定冲突的正确阶段：重新商议（renegotiation）、僵持（impasse）或瓦解（dissolution）。在重新商议阶段，来访者及他或她的重要他人还在积极主动地努力解决他们之间的问题。我们可以这样来表达这个冲突阶段的特征：相比于其他阶段，这个阶段会出现更多的分歧和争论，因而使得冲突实际上看起来更为严重一些。不过，这在重新商议阶段非常典型，因为冲突的双方还在努力地试图修复关系；这些想要修复关系的尝试可能以争论的形式表现出来。在僵持阶段，双方之间的沟通停止（更不要说他们之间的争论了），渐而被愤怒感和怨恨感所取代。在这个时候，来访者及他或她的重要他人都试图确定他们之间的关系是否还可挽救。在此，治疗师可以利用一些技术来激起冲突的双方展开讨论。一种关系处于瓦解阶段，其特征是不能调和的差异和不可逆转的伤害；至少冲突的一方已经决定不可能和解，因此来访者必须努力地想办法结束这段关系。在这个阶段，与治疗悲伤时所做的一样，治疗师要帮助来访者结束这段关系，为失去这段老关系而哀悼，并发展出新的联系。

一旦确定了适当的阶段，治疗师和来访者就要想出一套策略来解决冲突，或接受关系的瓦解。治疗师要鼓励来访者评估他或她当前对这种关系的期望，并与冲突的另一方商议新的期望。此外，治疗师还要帮助来访者发展出改进了的沟通模式，并对消极的沟通模式作出修改（Weissman et al.，2000）。如果冲突到了瓦解的阶段，那么，治疗师就要帮助来访者结束那段关系。不过，在任何一个阶段，治疗师都有一个主要的目标，那就是：指出现存的非交互性角色期望与冲突的发展和维持，以及个体抑郁症的发展与维持之间的关系。在角色冲突问题领域中，冲突的另一方和来访者、治疗师一起进行一次或多次面谈，是很常见的（Weissman et al., 2000）。这些面谈的目的在于，让这个重要他人能够更多地理解来访者所面对的挑战，提高双方对彼此在这种关系中的感受和期望的正确评价，并改进两人之间的沟通。

角色演变

就像在角色冲突问题领域中一样，角色演变问题领域所关注的焦点也是个体的社会角色；不过，在这里，治疗所针对的目标是个体在他的某一重要社会角色出现变化时可能遇到的困境。在这个问题领域中，这些社会角色的变化会导致个体抑郁症的发作（Klerman et al., 1984；Weissman et al., 2007）。角色演变通常发生于个体横越生活发展阶段时，通常伴随着这样的生活事件，如结婚、找到新工作或换工作、搬家或生子等。

例如，在婚姻的角色演变中，来访者在遗留了一部分对于他或她自己是一个单身人士的认同的同时，要适应已婚人士这个角色。甚至在发生积极的改变，如结婚时，对未知一切的忧虑或恐惧也可能会出现；个体通常难以应对这些感受和演变，而这有可能会导致抑郁症的出现。虽然有些来访者难以接受在适应这种积极改变时所遭遇的挑战，但重要的是，治疗师要使来访者的体验正常化。治疗师应该提醒来访者，通常情况下，这些角色演变或生活改变都是在一段时间内慢慢发生的；给来访者足够的时间来为以前的角色悲伤，是演变中一项关键的工作。被体验为一种丧失的改变，也尤其难以适应，因为这些改变通常会导致个体产生无助感；因此，抑郁性症状往往会出现（Klerman et al., 1984），而且社会机能也会出现损伤。通常情况下，被体验为一种丧失的角色演变中所使用的策略与治疗悲伤时所使用的那些策略相似。

在角色演变问题领域中，治疗师的主要目标是帮助来访者为原有角色的丧失而悲伤，现实地（与一种不现实的理想化方式相反）评估这种角色在过去的重要性，并体验与这种放弃相关的情绪。一种原有角色的丧失，通常会伴随着一种新角色的出现。在这里，治疗师的目标是帮助来访者以一种乐观的态度来评估这个新角色，并确定这个角色的积极特征（Weissman et al., 2007）。在为原有角色悲伤、接受新角色的过程中，治疗师通常会要求来访者描述一下原有角色中来访者将会想念的部分，同时叙述一下他或她将很乐意放弃的部分。同样，治疗师还会要求来访者描述一下新角色中他或她将乐意接受的方面，同时承认他或她不那么满意的方面。这样，来访者对于自己有关演变的感受，便有了一种现实的观点。

治疗师最后的目标是帮助来访者通过获得新的社会接触或习得新的技能，增强在新的、已获得的角色通常并不熟悉的环境中的自信感（Weissman et al., 2007）。虽然也会为失去的角色悲伤，但对来访者来说，重要的是，要检验在他或她已经与治疗师讨论过的新角色背景中发展社会支持的策略。此外，治疗师和来访者也可以采取头脑风暴的方式，想一些让来访者可以感觉自己更能够胜任新角色的办法。例如，一位待产妇可以参加育儿班，可以阅读一些关于如何迎接新生儿的图书，也可以加入某个旨在指导新妈妈的社团。通过这些努力而获得的新的社交技能、人际接触和自信心，不仅可以改善来访者的人际处境，而且可望对他或她的心境产生积极的影响。

人际缺陷

人际缺陷问题领域主要针对那些社会接触有限或者人际关系不适当、不能令人满意的个体（Klerman et al., 1984；Weissman et al., 2007）。这些来访者的生活通常很孤独，他们可能会觉得在自己的处境中非常孤立。虽然其中有些来访者可能从未建立过亲密的成人关系，但另一些来访者则表现出很难保持他们已经形成的现存依恋关系。除了来访者体验到的社会孤立和不满意之外（对这些来访者的治疗主要集中于人际缺陷），这些个体可能还有一些过去没有得到恰当解决的抑郁性症状，这些症状会干扰当前的关系（Weissman et al., 2000）。与其他三个问题领域的来访者相比，这些个体的抑郁症自然倾向于持续时间更长一些，这可能会导致长期存在人际关系方面的困境。

例如，如果一个男人一直以来都觉得难以与他人建立联系，那么，在新的工作岗位上，他可能会再次发现难以与同事建立社会关系。当他的同事邀请他下班后一起参加社会活动时，他那蹩脚的人际关系技能会让他觉得与同事形成有意义的联系是一种挑战。而且，他长期的抑郁症状也使得他不太可能参加这些活动，这不仅是因为他精力很有限，而且还因为即使在他有精力时，他的低自尊和快感缺乏症也会让他更难以参加这些活动。虽然他与亲密的家庭成员关系很好，但他也想发展其他满意的、持久的人际关系。

基于这些来访者的特征和困境，治疗师把目标定为：减少来访者的社会孤立和不满意感，帮助来访者建立新的社会联系，并帮助来访者更擅长于维持这些联系。为了完成这些目标，治疗师一开始就会考察来访者当前社会关系与过去社会关系的积极方面和消极方面；如果这位来访者的社会联系很少，治疗师就可以考察他或她与家人之间关系的特征。这样，与其他问题领域的通常情况相比，人际缺陷问题领域可以在更大程度上将关注的焦点集中于来访者的人际关系历史（Klerman et al.，1984）。考察的目的不仅在于详尽地说明来访者当前的关系和过去的关系，而且还在于通过评估这些关系来确定每一种关系中所存在的共同的适应不良模式（Weissman et al.，2007）。治疗师还会寻找治疗关系中所出现的人际关系问题模式，来获得有关来访者如何与他人互动的直接信息；治疗师可以询问治疗关系与来访者生活中其他关系的相似度如何（Klerman et al., 1984；Weissman et al., 2007）。此外，治疗师还要帮助来访者确定他或她关系中的积极方面，这可以用来加强将来的社交互动。

来访者可能需要花一些时间才能认识到自己当前和过去的社交策略所具有的不利的本质，以及来访者一直以来孤立的程度。对治疗师来说，第一步是要帮助来访者建立这些联系，同时理解他或她的人际关系模式如何导致了抑郁症的发作。以治疗师在治疗关系中所确定的适应不良模式为基础，临床医生便可以模仿如何让来访者有效地发展出并保持新的、值得的关系（Klerman et al., 1984）。治疗师很可能会建议来访者进行一些试验，检验一下他们两人已经作过讨论的新人际关系策略，并建议来访者探索各种方法来建立新的社会联系。对于治疗的每一个问题领域来说，最为重要的是，治疗师要继续在来访者当前的人际情境与抑郁症的发展之间建立联系。

选择问题领域焦点

毫无疑问，问题领域焦点是 IPT 的一个独特方面，不过，选择问题领域可能需要注意一些东西。一般而言，治疗师和来访者会选择那个所涉及的人际关系问题与抑郁症的发作最为相关的问题领域。知道哪个问题领域最为合适，是以从人际关系清单上所获得的信息为基础。不过，有时候可能会有两个人际关系问题同等地与来访者的抑郁症联系在一起，或者，来访者还没有准备好将关注的焦点集中于治疗师觉得最为合适的那个问题领域之上。在这样的情况下，明智的做法是：在治疗开始时，让来访者选择问题领域焦点。如果来访者一开始回避治疗师所建议的问题领域焦点，在经过几个星期的治疗并建立良好的治疗联盟之后，他或她则可能会将关注的焦点集中于这个问题领域。

治疗的布局，最后阶段

治疗的最后阶段关注的是终止（termination）。在这里，治疗师将承认——同时，希望来访者也这样承认——从开始治疗起，来访者的抑郁性症状就逐渐地缓解。在这段时间内，对治疗师和来访者来说，重要的是再检查一次抑郁症的症状，尤其是来访者过去曾体验过的那些症状，这样做的目的是让来访者对于治疗结束以后抑郁症有可能复发的情况有所准备。不过，治疗师通常还需要提醒来访者，虽然有可能复发，但他或她在治疗中已经取得了很大的进展，已经习得了大量的方法来应对抑郁症。治疗师和来访者还会进一步发展出治疗后应对策略，并评估是否有必要继续接受治疗（Klerman et al.，1984）。来访者和治疗师可能会决定，继续接受维持性 IPT 较为可取；我们将会在后面讨论这种治疗模式。在治疗的终止阶段，还有一点也很重要，那就是：来访者要承认并表达出他或她对于结束治疗、离开治疗师的感受。有时候，来访者很难做到这一点，但是，就像 IPT 的所有阶段一样，我们在这个阶段也要鼓励情感的表达。另外，我们可能还需要对继续接受药物治疗的必要性进行评估。

治疗师—来访者关系

在 IPT 中，治疗师—来访者关系的本质在于，其是一种结构化角色，不过，这种关系同时也很灵活，是短期治疗的一种反映。斯图亚特和罗伯逊（Stuart & Robertson，2003）曾概括了治疗关系的三个基本特征。第一，他们指出，这种关系应该具有一种高度的合群性，也就是说，双方都真诚地对对方感兴趣，并关心对方。第二，他们指出，这种关系应该具有包容性，这指的是在一起工作对来访者和治疗师来说应该都很重要这一事实。第三，他们强调治疗师的专家角色；这并不是说治疗师控制着关系，根本不考虑来访者的需要和欲求，而来访者只是被动地坐在那里一动不动。相反，我们希望的是："患者将认为治疗师拥有一些有价值的东西可以提供给他们，而且，他们将愿意接受治疗师的反馈。"（Stuart & Robertson，2003：161）

在一个相关的方面，这两位学者还指出，治疗师的作用还在于建立治疗的准则，并教授来访者 IPT 治疗的本质（Stuart &

Robertson，2003）。当然，治疗师并不是真的设定和实施"规则"，只不过是告知来访者他们在 IPT 中将会产生的体验，很可能还会给他们提供一些一般的有关治疗的知识，尤其是在来访者第一次接受治疗的情况下，就更应如此。同样，我们也期望来访者将适应于治疗师所设计的治疗，并在这个整体框架内交流他或她的需要或偏好。这通常发生在治疗契约（treatment contract）的框架内。来访者和治疗师之间订立的这份契约，不仅会列出一些治疗目标，如改善睡眠卫生或增进来访者与姐姐的沟通，而且还会述及治疗的逻辑方面，如面谈的频率和持续时间等（Weissman et al.，2000）。

总的来说，相比于治疗的其他特征，这种治疗所具有的短期本质对来访者—治疗师关系的这些方面所产生的影响似乎没有那么大。这种关系中有一些方面涉及了 IPT 的基本特征。例如，对治疗师来说，在与来访者建立联盟时考虑到时间安排（timing）问题，尤为重要。这仅仅是因为使用 IPT 的治疗通常会有 16 ～ 20 次面谈，所以，治疗师有责任在短时间内尽力与来访者建立尽可能牢固的联结。同样，IPT 中也不包括对移情（transference）的解释，这一部分是基于这种治疗所具有的短期本质，还有一部分是基于 IPT 的基本目标和原则。对于与时间相关的问题，斯图亚特和罗伯逊（2003：162）指出，"治疗师必须积极主动，意在创建并维持一个积极的治疗联盟，并防止出现有问题的移情"。还有这样一种见解，认为致力于 IPT 中有可能出现的移情会占用好几次面谈的时间；在 IPT 中，一般的准则是：当来访者对治疗师的反应可以用来提示治疗师来访者的人际关系风格以及与他人的社交互动，那么，在治疗中就不会直接地处理移情问题（Stuart & Robertson，2003）。

不过，IPT 并不鼓励治疗师完全忽略治疗关系中可能出现的问题，而是看待这些问题的方式与以精神分析为基础的治疗稍有不同。也就是说，治疗将关注的焦点集中于"此时此地"，鼓励治疗师为了更好地理解来访者看待世界的方式以及他或她对待他人的方式，而确定来访者有问题的人际关系模式和沟通模式（Weissman et al.，2000）。通常情况下，治疗关系中出现的问题属于人际关系模式这个范畴，据此治疗师可以收集到有关来访者关系风格的很有价值的信息（Stuart & Robertson，2003）。例如，一位来访者如果过高估计了自己对于朋友而言毫不重要的感觉，那么，他在面谈时就会通过拒绝或不理会治疗师想要对他表示共情及提供帮助的努力而表现出这一点。因此，治疗关系并不包括对移情的分析，但它确实会促进对治疗中所出现问题的实际操控，这些问题会表现为来访者在其他社会联系中所体验到的挑战。

最后，在 IPT 中，治疗关系是一种灵活、合作、个体变异的关系。虽然治疗师可以为治疗的布局奠定基础，而且有时候作为"专家"出现（Stuart & Robertson，2003），但来访者和治疗师真的希望为了缓解来访者的症状、增强他或她的幸福感而一起努力。在选择一个作为治疗焦点的问题领域时，我们可以看到这一点。不仅治疗师和来访者会一起选择，而且有时候，治疗师为了来访者偏爱的那个问题领域，而暂时地将自己认为最适合作为治疗焦点的问题领域搁置一边（Weissman et al.，2000）。有人认为，如果来访者和治疗师在何为合适的治疗焦点方面出现了分歧，那么，允许治疗将关注的焦点集中于来访者的选择将面对的挑战，不仅可以建立更牢固的治疗联盟，而且还可以导致症状更加快速地缓解。

在 IPT 中，合作性努力还表现为治疗师和来访者在整个治疗的进程中彼此一直保持着联系。治疗师会要求来访者就两次面谈之间进行的试验给予反馈，而来访者可能会帮助治疗师弄清楚为什么某种沟通风格没有效果，或者可能会给治疗师提供一些洞察：一种无法挽救的关系是如何瓦解的。这样，他们两个人一起努力，为来访者提供最好的治疗，而同时又尽力地满足各自的需要和欲求。总体而言，IPT 允许治疗师和来访者一起确定目标，使用策略，并对治疗作出修改以符合来访者的个体需要。

治疗师的角色

一般而言，IPT 治疗师都很热情，愿意提供帮助和支持，尽力地为来访者创造一种乐观的感觉，并在出现挑战时谴责抑郁症（而不是来访者）。治疗师的观点通常是乐观的，他们是来访者的支持者（Weissman et al.，2000，2007），尤其是在来访者感到无助，或者一种悲观的态度使来访者感到很苦恼时给予他们支持。虽然 IPT 治疗师在努力地鼓励乐观时并不会忽略来访者的消极感受，不过，治疗师的积极姿态旨在于抵消来访者表现出来的预料之中的消极性，这种消极性通常是他或她的抑郁症的一种机能。治疗师给来访者提供真诚的积极关注，这种关注与罗杰斯治疗中的无条件积极关注相似，但程度不同（Frank & Spanier，1995）。虽然 IPT 治疗师向来访者表现出了积极的、支持性的情感，但他们不会像使用罗杰斯治疗的治疗师那样绝对接受来访者的行为。在这里，治疗师会鼓励来访者尽可能现实地判断他或她的人际关系处境（Frank & Spanier，1995）。在 IPT 中，这意味着来访者有关人际关系（包括治疗关系）的想法和感受，通常被视为对社会处境的正确评估（Weissman et al.，2000）。

IPT 治疗师通常会创设一种反映治疗目标的治疗氛围。例如，治疗师在治疗面谈中通常相当积极主动，努力地维持有焦点的治疗环境和结构化的面谈，这样，治疗就可以一直处于正确的轨道。治疗师的这些特征反映了 IPT 限时的、聚焦的本质。在 IPT 的许多领域中，治疗师的立场通常处于在其他一些心理治疗中所能看到的两个极端中间。例如，有关治疗师积极主动的姿态，魏斯曼及同事（2000）指出，治疗师可以从来访者那里引出一些资料，继续进行聚焦的治疗，以完成治疗目标，但是，要在治疗中作出改变，最终是来访者的责任。在这里，我们看到了治疗师的姿态是如何的位于以下这两个极端之间，即"非常积极主动的一端，只对来访者的行为作出反应的一端"（Weissman et al.，2000：15）。治疗师还通过与来访者一起，以头脑风暴的方式想出一些人际关系策略、沟通方式、解决冲突的策略；在需要的时候，给来访者提供有关抑郁症的心理教育以及角色扮演，从而扮演了一个积极主动的角色。

此外，在 IPT 中，不会像在精神分析中那样对负移情（negative transference）加以探索。当治疗中出现了挑战（这些挑战表现为来访者面谈迟到，取消面谈或限制治疗师的参与），治疗师通常会将这些症状理解为抑郁症的后遗症，而不是需要解决的负移情（Weissman et al.，2000）。其原因部分在于 IPT 所具有的限时本质，通常情况下，时间不允许对来访者的潜在冲突进行探索。治疗师可以利用治疗的时间限制本质来鼓励来访者全身心地投入治疗，并可以摆脱由于谴责抑郁症而导致来访者的自我批评。甚至在治疗的时间限制之外，IPT 也不将探索内心防御或内心冲突作为解释来访者抑郁症的方法；而是将抑郁性症状与真实的人际困境以及来访者与外部世界的关系放在一起加以讨论（Markowitz，Svartberg & Swartz，1998，as referenced in Markowitz & Swartz，2007）。

不过，有时候利用治疗关系中出现的正移情（positive transference），可能对来访者有益。尤其是对于其治疗焦点集中于人际缺陷的来访者而言，确定治疗关系中积极的方面，并理解如何将这些策略用于其他的社交情境，也许可以给来访者武装上有效的社交技能。指出其关系中的这些积极方面，并帮助来访者将这些方面用于其他的关系，是治疗师的任务。

虽然 IPT 治疗师并不会定期地在两次面谈之间布置家庭作业，但乐观的姿态允许治疗师鼓励来访者在面谈之外尝试一些人际关系

"试验"。然后，治疗师会评价一次试验的成功或失败，并帮助来访者弄清楚从这次试验中可以得到哪些收获，不管结果如何，治疗师都会表扬来访者所作的尝试。如果来访者没有成功（或者，他或她根本就没有尝试这项任务），那么，治疗师要把错误归咎为抑郁症，而不是归咎到来访者身上。如果出现了失败，治疗师要帮助来访者设定一个更容易达到的目标，以增强来访者的信心。除了要求来访者尝试行为改变以外，治疗师还会要求来访者采用不同的思维方式，并考虑用新的方式来实现之前认为难以达成的人际关系目标。总的来说，治疗师的姿态有助于给来访者一些自信，而在这之前，由于患有抑郁症，来访者身上是欠缺这种自信的。

来访者的角色

就像其他的一些心理治疗取向，IPT 也认为，来访者和治疗师一样，都拥有一个积极主动的角色。我们期望来访者做的第一件事情是给治疗师提供诚实、详尽的有关自己症状的信息、对治疗的期望，以及其他构成人际关系清单的信息。以一种诚实、坦诚的方式就来访者参与治疗的兴趣和意愿达成明确协议的做法，是做得很好的治疗的基本组成部分，这一点在许多治疗技术中都是如此。

不过，对 IPT 来说，更为明确的一点是：来访者在许多治疗领域都要与治疗师一起合作。这种合作的一个例子便是，来访者同意接受治疗的契约是与治疗师一起制订的。来访者不仅要制订并认同这份契约，而且还要真正地尽力实现契约中的准则。正如上面所指出的，这份协议通常包括有关治疗频率、面谈持续时间以及其他逻辑思考方面的信息；不过，这份协议还包括就治疗的问题领域焦点、保密事宜达成的一致意见，以及对于治疗工作将关注于人际关系内容和情绪内容的理解（Weissman et al.，2000）。在这份契约内，来访者应该朝着契约中就这些领域所设定的目标努力。虽然这一般不在治疗契约中明确写出，但治疗师和来访者通常会讨论这一事实，即来访者应该随着治疗的进展而为面谈作出越来越多的贡献（Weissman et al.，2000）。魏斯曼及同事（2000：56）指出，虽然治疗师在治疗的早期阶段通常（尤其是在收集人际关系清单上的历史和信息时）说的更多，但来访者应该理解，"在接下来的面谈中，他们将要负起选择话题的责任，而且心理治疗师将不再那么积极主动"。

　　对来访者的一些其他期望，也在 IPT 的成功中发挥了重要作用。其中一个是患者角色的使用，如果为患者接受的话，就可以帮助患者确定他或她自己是一个处于不合需要之情绪状态，且需要帮助的人。我们的希望是，暂时性地接受这个角色会鼓励来访者与治疗师合作，进而逐渐好转。虽然 IPT 中通常不布置家庭作业，至少不从正式的意义上布置家庭作业，但治疗师通常会要求来访者尝试一些"人际关系试验"，或者与某个重要他人一起追溯一次争论或沟通的本质（Stuart & Robertson，2003）。来访者应该在面谈之外进行这项工作，应该理解：为了获得最大的进展，通常每个星期必须花不止一个小时的时间在人际关系问题之上，尤其在短期治疗中，更是如此。尽管目的与认知—行为治疗（cognitive-behavioral therapy，CBT）中通常所布置的家庭作业相似，但 IPT 中使用的这些试验不如 CBT 中使用的家庭作业那样结构化，而且通常不会写下来。并不是在每一个面谈中都要布置一些面谈后的工作，而是在治疗进展的基础之上，当来访者和治疗师都认为需要布置这样的工作时才布置。这种差异的基础可能是这样一个事实，即 IPT 的创造者曾从事一些医学环境中的工作，在那个环境中，行为主义心理学家使用结构化家庭作业的现象不太常见，尤其在那个时代，就更不常见了。

尽管这些并不是治疗的必要条件，但对来访者来说，接受治疗的时候带着一种有可能使用药物治疗的开放心理、一种集中于人际关系问题的聚焦态度，以及有能力探索并表达情绪，是很有益的。我们希望，如果临床需要的话，来访者除了愿意接受 IPT 之外，还愿意接受药物治疗，因为临床已经证明，一起使用 IPT 和药物治疗的效果很好，至少对一部分来访者如此（c.f.，Hollon et al.，2005）。不仅 IPT 中所使用的医学模型考虑到了要成功地增加药物治疗，而且有一些来访者抑郁症状过于严重，如果不服用抗抑郁药物，就无法很好地接受治疗（Weissman et al.，2000）。由于 IPT 是一种短期的心理治疗，因此，在治疗期间不可能涉及所有具有人际关系本质的主题。因而，治疗师会鼓励来访者将关注的焦点集中于与当前抑郁症发作关系最为密切的人际关系问题，以尽可能快速、成功地缓解抑郁症。正如我们在前面所解释的那样，如果来访者和治疗师对于治疗的主要焦点意见不一致的话，这一点也并非总能做到。此外，治疗师还要提醒来访者治疗的限时本质，以及一种聚焦策略的重要性。最后，对来访者来说，有能力且愿意探索和表达情绪非常关键，这一点很可能也是最为重要的一点。在 IPT 中，治疗师通常会问，"与这件事情相关的是什么样的感受？"或者"在发生这件事情时，你的感受如何？"来访者参与讨论这种本质的能力，可能会促进人际关系问题的改善以及抑郁性症状的缓解（Weissman et al.，2000）。

短程与长期的策略 / 技术

事实上，所有的 IPT 面谈（不管其关注的焦点是哪个问题领域）都依赖于一些对面谈起引导作用的策略。这些策略可能仅使用一次或两次，也可能是在治疗的过程中重复使用的较为长期的技术。使用这些策略的目的在于：帮助治疗师理解来访者的感受和体验，让来访者看到他或她当前正在使用的这些技术的有效性，给来访者提供一个机会来真正地体验自己的感受并理解这些感受的意义，以及教给来访者与他人沟通和互动的改进了的方法。治疗师可以单独使用这些技术，在需要的时候，也可以凭治疗师自行处理，将其结合到一起使用。

虽然一些 IPT 策略事实上专门用于打磨治疗中的人际关系焦点，但 IPT 治疗师使用的一些技术在许多心理治疗中都很常见，而且，这些技术通常在每一次治疗面谈中都会出现，为的是提供一个丰富的治疗环境。这些更为一般的技术包括治疗师用共情（empathy）来建立牢固的联盟，以及利用开放式问题（open-ended questions）从来访者那里收集信息。尽管我们依据来访者的需要，会认为其他的技术是治疗的长期策略，但共情和开放式问题是治疗的整个过程中都会使用的并且可以用于所有来访者的策略。

设定面谈的基调

给每一次面谈设定基调（tone）的策略之一是开场问题（opening question）。面谈一开始，治疗师通常会问来访者，"从我们上次见面之后，你过得怎么样？"或者"你上周过得怎么样？"问这个问题的目的是提醒来访者治疗所具有的聚焦于当前的本质（不同于将关注的焦点集中于遥远的过去），并使得治疗师可以收集一些有关过去一周的信息。来访者对这个问题的反应通常是：报告一下他或她当前的症状，或者回想自上次面谈以来所发生的一件事。例如，来访者可能会这样报告最新的症状，"我哭的次数少一些了，但入睡依然有困难"；或者这样描述与治疗所聚焦的问题领域有关的最新情况，"我并没有获得我所希望的进展"。不管来访者从哪里开始，治疗师都能找到办法将来访者当前的苦恼或进展与自上次面谈以来所发生的事件联系到一起。这会不断地提醒来访者：他或她的抑郁症是存在于一个社会背景之中的。在治疗一开始，治疗师会特意强调这种联系，目的是让来访者真正地理解这种联系的重要性，并学会独立地建立这种联系。随着来访者理解了这种联系的重要性，并掌握了治疗的整体布局和关注焦点，治疗师就可以不那么明显地将人际关系事件与心境联系到一起。不过，当前症状与人际关系事件是每周都要提及的。

开场问题也是一种开放式问题，在 IPT 中，治疗师经常用开放式问题来鼓励来访者详细阐述正在讨论的问题。在这里，开放式问题会促进来访者探索正在讨论的问题，这不仅可以让治疗师获得有关来访者的信息，而且还可以让来访者更为全面地加工当前这个主题（Weissman et al., 2007）。

引出细节

IPT 治疗师经常采用的另一种策略是：不管来访者描述什么类型的人际关系经验，都是从他或她那里引出大量的细节。在这样一个明确具体的细节水平上理解沟通、事件或来访者对社交活动的反应，可以帮助治疗师评估来访者的沟通模式，理解冲突是如何发生的，并确定这些互动以何种方式影响了来访者的心境。治疗师要求来访者详细阐述人际关系经验的具体细节，目的有二：第一，详细阐述有助于治疗师确定来访者哪里出现了偏差，然后给来访者示范如何拥有更为健康的关系的有效性；第二，在这样的细节水平上回顾人际关系经验以及与此相关的感受，对来访者来说可能是一个很重要的治疗过程。因此，深入探究具体的细节，使得来访者可以（很可能以不同的视角）再次考虑人际关系经验，同时给治疗师提供有关来访者互动的重要细节。最为重要的是，具体地回想事件和感受，使得治疗师可以再次将人际关系事件与来访者的抑郁性症状联系到一起。

鼓励情感的表达

一些不同的治疗取向都鼓励情感的表达，而 IPT 尤为强有力地一再强调这一点。鼓励情感的表达首先使得来访者可以确定他或她自己对于某一情境或某个人真实且通常是隐藏着的感受，并且，通常情况下会支持来访者把自己作为一个带有情绪的个体来加以探索。这种策略还可以帮助来访者作出决策，或者在已确定之情绪的基础上实现改变（Weissman et al.，2007）。尽管这种策略在提高治疗师对来访者之经验的觉察方面与引出细节相似，但这两种策略也有不同之处：人们通常认为表达情绪比回想具体的细节更具有宣泄作用。探究情绪不仅是来访者为了更为有效地管理情绪而必须做到的，而且魏斯曼和他的同事（2000：126）解释说，"要发生改变，就必须处理情感问题"。此外，他们还解释说，鼓励情感表达会促进来访者接受不可改变的痛苦情绪，让来访者了解如何才有可能改变人际关系情境，并使得来访者有机会承认先前未知的情绪。鼓励情感的表达是 IPT 治疗师的长期策略中使用最为广泛的策略之一。

沟通分析

不良的沟通往往会导致来访者陷入关系困境。沟通分析（communication analysis）是一种在处理角色冲突时尤其会用到的短期技术，可以帮助来访者确定自己的沟通可能在哪个地方出现了偏差，以便改善将来的沟通。虽然这种技术经常用于那些主要是角色冲突问题领域出现了困境的个体，不过，这种技术也可以有效地用于所有问题领域中的来访者。治疗师通常会让来访者说出他或她与冲突的另一方或另一个重要个体之间的一次沟通。治疗师和来访者会设法获得沟通的细节，由来访者精确地叙述当时所说的话（Klerman et al.，1984）。治疗师通常会听出有可能导致来访者当前困境的沟通模式，包括模棱两可的、间接的言语和非言语沟通，不正确的假设或沉默。然后，治疗师和来访者一起努力，以头脑风暴的形式想出来访者可以用来更为有效地表达其思想感情的方法。

克勒曼和他的同事（1984）提醒我们说，不良的沟通不仅会使一场争论变得更为糟糕，而且，它还会使两个之前并不存在冲突的个体陷入困境。所以，对来访者来说，要明确地表达他或她的思想情感而不陷入人际关系困境，沟通分析至关重要。

利用治疗关系

正如前面所讨论的，IPT 并不鼓励处理治疗关系中的移情，不过，探究这种关系可以让治疗师获悉来访者与他人互动的典型方式。例如，理解来访者对治疗关系的感受如何，就可以给治疗师提供一些有关来访者对于大多数人际关系之假设和态度的洞察。

同样，治疗师承认并探究自己在与来访者互动的过程中产生的有关他们的感受，也可以用作一种方法，来确定和理解来访者生活中的其他人也会产生的相似感受。例如，一位治疗焦点集中于角色冲突的来访者可能总是与他的妻子争吵。在面谈时，治疗师注意到，这位来访者总是打断他的话，而且总是不直接地回答治疗师提出的问题。有时候，这让治疗师非常恼怒，甚至是愤怒；于是，治疗师可以猜到，如果这位来访者与妻子的沟通风格与治疗面谈中的沟通风格相似，那么，这位来访者的妻子的感受就会与治疗师的感受相似。这就可以表明：来访者的沟通风格可能就是导致他与妻子发生一些激烈争吵的原因。此外，这种技术在治疗其问题集中于人际缺

陷的个体时尤其有用；治疗师可以利用治疗关系来给来访者示范更
为健康的关系看起来是什么样子。

心理教育

在 IPT 中，心理教育是经常使用的一种技术，尤其是对那些第
一次发作抑郁症的来访者，需要经常使用这种技术。甚至在治疗先
前曾经历过抑郁症的来访者时，治疗师也可以利用心理教育来规范
化来访者经验，并继续将抑郁症的发作与来访者人际关系困境联系
到一起。治疗师会提醒来访者，他或她当前所面对的挑战是一种疾
病导致的，这并不是来访者的错，而且，若来访者做出一些努力的
话，治疗就很可能会取得成功（Weissman et al.，2000）。治疗师还
可以利用心理教育来教会来访者如何与他人进行更多积极的互动。
在治疗其困境集中于人际缺陷问题领域的个体，以及那些可能仅仅
不具备做出这些进展所必需之技能的个体时，这一点尤其正确。

行为激活

尽管有人可能认为行为激活（behavioral activation）是一种认
知—行为技术，但是，当与具体的问题领域焦点联系在一起，它在

IPT 中也有明确的作用。因此，在对角色演变领域的治疗中，治疗师可能会鼓励来访者重新参与或再次参与一些任务和活动，如参加在当地图书馆举行的朗诵会或与一个朋友散散步，以此作为重新开始与他人的联系或创造新联系的方式。虽然辅助性药物治疗可以帮助应对这种挑战，不过，行为激活也可以有效地鼓舞来访者的情绪，这可能会使得治疗面谈更有成效。IPT 中通常使用的其他能够发挥作用的策略包括决策分析，或称探究选项（exploring options）以及角色扮演。

决策分析

决策分析（decision analysis）或探究选项是 IPT 中经常使用的一种技术，用来帮助来访者在一个让他们感觉不能动弹的情境中确定可供选择的办法。一旦确定了这些可供选择的办法，治疗师就会教来访者在作如何继续的决策时应怎样考虑、权衡这些选项（Weissman et al.，2007）。患有抑郁症的来访者由于他们当前的心境和认知状态，可能无法总能看到他们可以获得的所有选项。而这种不能动弹的感觉可能又会进一步导致抑郁症来访者对情境的评估比真实情况要让人绝望一些，他们评估的可供选项也会比实际情况少一些。治疗师通常会支持来访者对其所确定的可行选项的优势和劣势作出权衡，并帮助来访者想出新的可供选择的办法，这些办法可能在先前一直都没有发现。有时候，治疗师会提出来访者忽略了的一些有用选项（Klerman et al., 1984）。探究选项可能还包括预想先前没有看到的新选项会产生的现实后果。不过，该技术的压倒性目标在于，让来访者在应对某一个情境时，能够独立地想出可能的选项，并选择一个在心境和人际关系方面都可能会提供良好结果的选项。虽然治疗师并不会指导来访者作出某个决策，但是他或她会推进决策的过程，来访者通过这个过程就可以权衡每一个选择项的可能后果（Weissman et al., 2000）。

角色扮演

角色扮演（role plays）通常是一种短期策略，在帮助来访者理解在某一情境中的感受、评估沟通风格的有效性以及增强自信心方面，很有帮助（Weissman et al., 2007）。角色扮演还有这样一个优势，即让来访者能够在一个受控环境中尝试新的方法来与他人沟通（Weissman et al., 2000, 2007）。治疗师的办公室为来访者练习、微调各种有可能提高其沟通风格的技能提供了安全场所。就像魏斯曼和同事（Weissman et al., 2000）指出的，角色扮演可能是就来访者可能如何改变其人际风格展开的理论探讨与在社会情境中真实地实施这些改变之间的关键一步。治疗师还可以将角色扮演与沟通分析放在一起使用；一旦确定并认同了某种新的沟通方式，治疗师和来访者就可以练习如何将这种沟通策略用于某个假设的情境之中。

文化的作用

在使 IPT 适合于治疗其他障碍时，我们对其的修正必须考虑到不同群体的文化因素。这些需要考虑的文化因素包括经济状况，治疗障碍，修正 IPT 使其适合于不同背景、语言和文化习俗的必要性，以及处理治疗污点（这些治疗污点可能在某些文化中更为明显）的必要性。正如我们将在第 5 章和第 6 章（关于这种治疗形式的评价和未来发展）看到的，为使 IPT 适应于不同文化而对其作的修正通常都很成功。在这两章中，我们讨论了 IPT 在乌干达农村地区和美国农村地区心理健康机构的使用、在低收入来访者身上的使用，以及最近一些仍在发展的 IPT 改编版本。

IPT 修正的一个例子：维持性 IPT

这个部分的内容展现了我们可以如何对最初形式的 IPT 作出修正，以及可以如何来实施这个修正版本。在这里，我们将关注的焦点集中于维持性 IPT（IPT-M），一旦来访者对急性抑郁症状的治疗有所反应，治疗师就会使用维持性 IPT。在这个部分，我们打算描述一下如何修正 IPT 主要的处理机制和布局，以适用于不同的治疗目的。

IPT-M 维持了 IPT 的主要特征，不过对治疗目标、处理的问题领域的数量、时间安排、治疗的焦点作了某种程度的修正（Frank，1991）。IPT-M 的整体目标是防止抑郁症的复发。一位进入治疗维持性阶段的来访者，抑郁症状应该已经缓解，因此，IPT-M 所关注的焦点是维持良好的状态。来访者和治疗师一起合作，留心抑郁性症状复现的迹象，这些迹象很可能在先前的抑郁症发作以及人际关系障碍或挑战（这些人际关系障碍或挑战可能会导致抑郁症的发作）之前就已经出现（Frank，1991）。然后，来访者和治疗师会一起努力，防止抑郁症的复发。

IPT-M 保持了 IPT 的四个问题领域，不过，在 IPT-M 的整个过程中（可能会持续好几年），通常会处理的问题领域远不止这四个（Frank，1991）。由于治疗的持续时间更长了，而且，事实上，长期存在的人际关系模式可能会成为治疗工作的焦点，因此，我们经常可以看到，至少有两个 IPT 问题领域将会成为治疗的焦点。IPT-M 中几乎总会探究的一个主要角色演变是从抑郁症患者的角色演变为健康个体的角色（Frank，1991）。接受 IPT-M 治疗的来访者很可能在生活中已经抑郁了很长时间，以至于他们虽然乐意接受健康个体这个新角色，但是对这个角色可能不太熟悉，也有些害怕。就像其他角色演变中所做的一样，治疗师会指导来访者对其处境的积极方面和消极方面加以分析。在 IPT-M 中，治疗师和来访者很少会将关注的焦点集中于悲伤问题领域，除非在治疗期间真的发生了亲友死亡的事件（Frank，1991）。而且，如果治疗期间真的出现了悲伤反应，那么，就可能会用到急性 IPT 中用来解决悲伤的策略（Klerman et al.，1984）。

IPT-M 的时间安排也不同于急性 IPT 的时间安排（Frank，1991）。既然现在治疗的目标是预防抑郁症的复发，那么，在这个更长的时期内，面谈的时间安排就不再那么频繁，通常为一个月一次，而且会持续好几年。接受 IPT-M 的来访者抑郁症状通常不那么明显，因此，不需要与治疗师经常接触。但是，鉴于要解决来访者所面对的一些更为长期的人际关系困境和人格困境这个目标，连贯、持久的治疗似乎非常适合这些来访者。

虽然有些来访者毫不困难地就可以从一个星期一次面谈过渡到一个月一次，但还有一些来访者可能会认为这种改变是一种丧失（Frank，1991）。假使这样的话，我们建议治疗师处理好来访者的不适，以便解决他或她由于失去更为频繁的接触而产生的沮丧感和愤怒感。另一方面，基于复发抑郁症维持性治疗研究（Maintenance Therapies in Recurrent Depression study）（Frank et al.，1990）的经验，面谈从一个星期一次过渡到一个月一次，可能真的对有些来访者有益，尤其是那些受益于为分析其关切之事而延长面谈时间间隔的来访者。既然这样，进行一个月一次的治疗可能就比继续进行一个星期一次面谈更有治疗效果。在第 5 章，我们将描述 IPT-M 在研究背景中的应用。

使用该取向的障碍或问题

在这个部分，我们概括了一些使得 IPT 的使用不如希望的那么有效的障碍。几乎每一种治疗方法都有一些固有的障碍，这使得这种治疗方法更难以使用，尤其是更加难以用于一些来访者群体或用来治疗一些特定的障碍。对 IPT 而言，这些障碍因素通常集中于来访者焦点的缺乏或处理情绪方面的困难，以及将更多关注点集中于躯体的个体。

抑郁症来访者的特点

在 IPT 中，治疗的一个主要关注点在于确定并加工感受。那些难以承认和处理自身感受的个体，可能在接受 IPT 时会遇到一些困难。那些尤其唠叨和（或者）肤浅的来访者可能也难以将关注的焦点集中于治疗中的重要主题之上，或者可能在转换焦点之前无法充分地处理完一个问题。其部分原因在于治疗的短期本质，缺乏聚焦能力的来访者可能在任何一个领域都难以取得实质性的进展。同样，如果来访者在其抑郁症或其他精神病症状缓解之后紧接着又有了一些其他问题，那么，他们可能也很难将关注的焦点集中于 IPT 策略；这些问题可能包括物质依赖、法律问题或经济问题。

此外，对于那些精神病理学主要表现为躯体症状的来访者，如患有焦虑抑郁障碍共病的来访者来说，将关注的焦点集中于其躯体状态之外的任何东西，都可能具有一定的挑战性。治疗师建议的行为改变也可能增加来访者的焦虑，使得他们更难以进行适应性改变。

治疗师已发现，用 IPT 来治疗患有述情障碍（alexithymia）、物质滥用以及焦虑的个体，存在一定的难度，而这些挑战增加了这种难度。虽然为了适应这些来访者群体的特定需要而对 IPT 所作的修正已经在进行，并加以了验证，但具有这些特征的个体可能更加难以克服上面列出的那些障碍。在下一部分，我们将给读者呈现 IPT 用于治疗患有述情障碍的个体时所遇到的一些障碍。紧接这个部分之后，我们将描述一些用 IPT 来治疗各种障碍的试验，这些试验表明 IPT 的疗效减弱，其原因很可能在于上面所描述的一些障碍。

用 IPT 来治疗除患有抑郁症之外，还表现出述情障碍症状的个体，可能不如其治疗没有表现出这些症状的来访者那样成功（Lanza di Scalea，Cyranowski，Gilbert，Siracusano & Frank，2006）。述情障碍指的是一种情绪障碍，患有这种情绪障碍的来访者通常难以确定、区分、描述各种感受，而且，他们通常还难以区分躯体感觉和情绪（Lanza di Scalea et al.，2006）。述情障碍很可能与其他的心境和焦虑障碍及症状共病（Honkalampi，Saarinen，Hintikka，Virtanen & Viinamaki，1999；Lumley，2000）。鉴于此，用 IPT 来治疗这些来访者可能尤其困难，这是因为治疗的一个如此之大的焦点在于对情感的觉察和表达，而恰恰是这种技能在这群来访者身上似乎还没有发展好。

事实上，一项最近的研究表明，患有述情障碍的来访者可能在治疗中进展不是太好，其原因在于这一事实，即述情障碍特质预示了在治疗终止之后还会出现一些残余的抑郁性症状（Ogrodniczuk，Piper & Joyce，2004）。不过，兰扎·迪·斯卡莱亚（Lanza di Scalea）和同事（2006）建议用一些（some）IPT 技术来作为缓解来访者抑郁症的方式。一些实用的工具，如探究选项、沟通分析、行为激活、心理教育、角色扮演等，都可以改善来访者的人际关系（因而缓解抑郁症），而不会陷入对患有述情障碍的来访者来说非常具有挑战性的领域。

例如，在一次角色冲突中，相比于将关注的焦点集中于围绕这次冲突而产生的情绪，讨论来访者在这种关系中寻求的是什么，并确定一些方法让他或她改变当前的人际关系技能以提高其效能，可能更有成效。对于这些来访者来说，就有问题的人际关系互动进行沟通分析，并对以后较为成功的互动作角色扮演，可能是相当有效的实用工具。遭受悲伤反应但却难以确定自己对此事件产生了什么情绪的来访者，可以通过将关注的焦点集中于行为激活技术而找到一丝宽慰，因为这样，来访者就可以更多地参与新的社交活动，或者重新参加一些社交活动。这些工具可能会使症状开始缓解，而来访者在这么长的时间内也慢慢地学会了提取和确定自己的情绪。

用 IPT 治疗其他障碍所遭遇的挑战

在修正 IPT 以用来治疗其他一些特定的障碍和人群方面,有一些研究小组已经取得了相当大的成功,对此,后面将会加以讨论;不过,用未作修正的 IPT 来处理上面描述的一些挑战,就没有这么成功了。例如,用 IPT 来治疗患有焦虑障碍或焦虑抑郁障碍共病的来访者,就已被证明有些困难。不仅患有焦虑抑郁障碍共病的来访者摆脱抑郁症的概率较低(Feske,Frank,Kupfer,Shear & Weaver,1998),而且,相比于没有报告说有惊慌—广场恐惧(panic-agoraphoboc)症状的来访者,报告终生都有这些症状的来访者对治疗的反应要差一些(Frank,Shear,et al.,2000)。正如上面所指出的,这很可能是因为他们所报告的躯体症状妨碍了他们将关注的焦点集中于人际关系策略和主题之上,或者是因为当要求他们进行新的行为试验时,他们会感到很焦虑。不过,在一次用修正版本的 IPT 来治疗惊慌—广场恐惧症状的公开试验中,具有这种病理症状的来访者表现出了一些症状方面的改善(Cryanowski et al.,2005),这表明,修正版本的 IPT 可能有助于治疗焦虑障碍。

另一方面,最近一项用修正版 IPT 治疗社交焦虑障碍的试验发现,虽然来访者确实表现出了某种改善,但这种治疗并不比支持性治疗更有帮助(Lipsitz et al.,2008)。同样,在一项于收容环境中比较 IPT 与认知治疗的疗效的试验中,收容 IPT(residential

IPT，RIPT）在治疗社交恐惧症方面并没有表现出优越于收容认知治疗（RCT）的反应（Borge et al., 2008）。围绕参与社交活动或新的社会角色而产生的焦虑可能又一次成为这些个体难以克服的障碍。

尽管 IPT 通常可以有效地治疗抑郁症，但实践已经表明，在治疗精神抑郁症（dysthymia）方面，它并没有这么大的疗效。这很可能是用一种相对短期的方法来治疗长期的慢性疾病所遭遇的困难而导致。尽管用修正形式的 IPT 来治疗患有精神抑郁症的来访者时，来访者确实表现出了某种进展，但是，他们所取得的进展没有接受舍曲林（sertraline，一种抗抑郁药）治疗或综合性地接受这些治疗的来访者所取得的进展那么大（Markowitz, Kocsis, Bleiberg, Christos & Sacks, 2005; Steiner et al., 1998）。一种维持形式的 IPT 可能更为合适。在治疗那些报告有物质滥用症状的个体方面，IPT 所表现出的成效也很有限。以前的试验报告说难以让这个群体的来访者恢复健康，而且那些接受 IPT 治疗的来访者也表现出难以戒除所滥用的物质（Carroll et al., 2004; Carroll, Rounsaville & Gawin, 1991; Rounsaville, Gawin & Kleber, 1985）。正如上面所描述的，面对这种挑战的来访者在尽力不让自己把注意力放到获取滥用物质之上，或者回避那种物质的同时，可能难以将关注的焦点集中于 IPT 所采用的人际关系策略之上。

表明 IPT 功效的案例

角色演变

A 女士是一位 28 岁的中国籍研究生，目前正在完成统计学专业的博士学位学习。她是家里的独生女，父母都生活在中国。五年前，她来到美国进入研究生院学习，并一直留在美国接受博士后训练。最近，她接受了一份待遇很好的本专业工作，并决定要长期待在美国。六个月前，A 女士和相识五年的男朋友订了婚，他们在刚上研究生的时候就认识了。他们打算在六个月内结婚。除了最近被诊断患有抑郁症之外，九个月前，A 女士还被诊断患有多发性硬化症（multiple sclerosis，MS）。A 女士说，她的身体一直很好，而且在这次事件之前从未患过抑郁症，虽然她说，在到这个国家进入研究生院学习之后不久便确实有了一些抑郁性症状。不过，A 女士解释说，一旦她适应了美国的大学生活，并结交了一些新的朋友，这些症状就慢慢缓解了。

目前，A 女士正寻求方法治疗她的抑郁症。她认为，这次抑郁症的发作大约于六个月前出现，并将这次抑郁症的突然发作归因于被诊断患有多发性硬化症、与男朋友订婚，以及最近接受了一份在美国的工作。虽然 A 女士解释说，她非常期待即将到来的婚姻生活并开始新的工作，但要同时面对如此之多的变化使她觉得自己被压垮了。此外，A 女士和她生活在中国的父母对于什么是治疗她的抑郁症和多发性硬化症的最佳途径，意见非常不一致。A 女士的父母鼓励她采用东方的疗法（Eastern treatments），而不是西方的医生们建议使用的方法，而且，他们还鼓励她采取更为传统的生活方式（此种生活方式不包括这样一份高压的工作，且还会结合其他一些改变来减少她体验病情恶化的机会）。这位来访者指出，她和父母之间在如何处理她的多发性硬化症方面产生的分歧，已经导致他们的关系陷入了困境。

　　除了经常会情绪不高、不时哭泣以外，A 女士还难以集中注意力，也很难作出决策，且感到内疚：她可能将这次抑郁症的发作归咎于她自己，因为她最近对自己的生活作了一些改变，导致没有食欲，继而体重减轻。她还报告说自己睡眠不好，非常疲乏。A 女士说，自从被诊断患有多发性硬化症之后，这些症状就一直不断恶化。因此，治疗师建议：试一下抗抑郁药物可能比较合适。A 女士和治疗师讨论了增加药物治疗的优势，并就 A 女士的所有担忧进行了讨论。A 女士同意找精神病医生咨询。

　　A 女士和她的治疗师对治疗进行了概念化，提出治疗所关注的焦点在于角色演变。虽然她要面对与父母的严重冲突，但她的抑郁症似乎更多是由于最近被诊断患有多发性硬化症以及她所面对的多种角色演变而导致的。在对 A 女士的初次治疗中，为了决定将关注的焦点集中于哪个问题领域，治疗师回顾了到此时为止所讨论的内容，包括当前的症状与担忧、当前的人际关系困境，以及近期的生活事件。治疗师给 A 女士展现了这样一种观点，即她正在努力地适应从女朋友到妻子、从博士后到全职员工、从健康个体到患有慢性疾病之人的角色演变。在展现完这些观点之后，治疗师问 A 女士对此的反应是什么，并问她是否同意接受将治疗的关注焦点集中于与这些演变相关的挑战。A 女士也认为这些挑战是她目前最迫切需要解决的忧虑，而且，她也觉得将治疗的关注焦点集中于这些演变非常合适。此外，她也认为，与她为应对自己患上了一种慢性疾病这一新出现的现实而作出的努力相比，她当前与父母的冲突便是次要的了，而且冲突还可能是这种疾病导致的结果。

　　这些角色演变，尤其是同时发生的角色演变，似乎是导致 A 女士痛苦的原因所在，因为即使她期待着其中的一些新角色，但她确实难以放弃原有的角色。我们很容易理解从健康个体到患有慢性疾病之人的角色转变会导致痛苦，但是，甚至是接受来访者想要获得的新角色——妻子和全职员工——如果个体自我概念的变化呈强大的压倒之势的话，也可能会引┄┄┄性症状。例如，A 女士对于搬去跟未婚夫一起住感到┄┄┄┄担心这种终身的承诺会导致他们的关系发┄┄┄曾经是多么难以适应美国的大学生活，因┄┄┄适应美国的家庭生活。于是，治疗将关┄┄┄放弃每一个原有角色和接受新角色相关的感受之┄。┄┄A 女士以实际的态度确定原有角色的积极方面和消极方面，并确定接受这些新角色她可以期待什么。对 A 女士来说，这个过程一开始相当困难，因为谈论这些改变让她感到有些恐惧，而且还使得这些改变对她来说感觉更为真实。最终，A 女士终于能够承认这一点，即虽然她放弃了原有角色中她喜欢的那些部分，不过，她同时也放弃了让她不高兴的那些部分。这一策略帮助 A 女士实现了角色演变问题领域的主要目标，即确定原有角色和新角色的积极方面及消极方面，以轻松进行当前的角色演变；A 女士利用这一技术避免理想化她的原有角色，而是采取一种现实的观点来看待这些角色。

　　在 A 女士的案例中，治疗师运用了许多经典的 IPT 技术，包括赋予来访者患者角色、鼓励情感的表达、引出细节，以及确定非交互性角色期望。A 女士由于自己在博士后工作中所取得的成就与以前的成就水平相比，比较差劲，且自己还没有维持社会义务，因而产生了内疚感和责任感，赋予她这个患者角色，主要就是为了缓解她的一部分内疚感和责任感。治疗师向她解释了患者角色这一概念以及这一事实，即这个角色可能非常适合她这样一个患有抑郁症的个体。假使这样的话，A 女士同时也是在作为一个患有慢性疾病的个体这样一个背景下被赋予患者角色的。治疗师详细地询问了 A 女士在她的祖国，人们是怎样对待患病个体的，而且，在她成长的环境中人们对患病的人有怎样的期望。对 A 女士来说，改变自己的自我概念，把自己认同为一个患有抑郁症和多发性硬化症的个体，是一个非常困难的过程，但这个过程最终帮助她因为"已经失去的健康自我"而哀悼，并以这个新的视角来接受她自己。

　　除了详细询问在 A 女士的祖国人们会怎样处理疾病以外，她的治疗师还运用了引出细节（elicitation of detail）这种技术，明显地突出 A 女士的角色正在发生改变的多个方面：从单身女人到妻子，从访问学生到美国的永久居民，从健康个体到患有慢性疾病的个体。接下来，她的治疗师运用了鼓励情感表达的技术，引出她对于每一种角色演变的感受，以此作为哀悼失去的角色、接受新角色的方式。考虑到美国人和中国人在如何表达自己的感受、在谁面前表达自己的感受方面的文化差异，这一工作尤其具有挑战性。为了帮助 A 女士顺利通过这个过程，她的治疗师一开始先要求她描述一下：她认为她的美国朋友在面对这些角色演变时会说自己有什么样的感受，以这种方式把情感表达的工作暂时搁置一边。A 女士非常聪明，她很快就看穿了这一"诡计"，她说，她觉得这一技术真的能够帮助她顺利地过渡为美国居民。

由于 A 女士的治疗焦点有一部分确实集中于她和父母之间的冲突，因此，她的治疗师还帮助 A 女士认识到了双方的非交互性角色期望。A 女士说，即使她觉得父母很可能希望她回到中国，尝试一些东方的疗法来治疗她的多发性硬化症，但她还是期望她的父母能够接受她的选择，即以一种更为西方的方式来生活。虽然 A 女士的父母一次治疗面谈也不能参加，但治疗师和 A 女士还是能够确定一些方法让 A 女士可以向父母说出她的需要和期望，或者调整这些需要，以免继续和父母发生冲突。

A 女士解释说，虽然她的新工作让她感到非常兴奋，但她并不确定这份工作会让她承担多大的责任。她指出，她相信她的症状更多是这份工作的不确定性所导致，而不是她将从事之工作的实际内容导致的。同样，A 女士非常期待即将到来的婚姻生活，但她说，准备婚礼必须做的所有事情却让她感觉像压垮了一样。此外，她还指出，结婚可能就意味着她的大半人生都将在美国度过。虽然她并不想回中国，但一想到将永远远离父母，而且，随着父母逐渐地老去，她却不能履行作为女儿的义务，就让她感到非常悲伤。A女士指出，她觉得她与父母之间有一部分争执的原因确实是他们都对这件事情感到很悲伤，表现为他们在她的治疗选择方面的分歧。这样，A女士作为一个中国女儿的身份就被整合进了治疗之中，主要是为了理解她在成为一个永久性美国居民时所面对的角色演变。A女士与治疗师讨论了她将要放弃的中国文化的一些方面，以及她可以用哪些方法将她的家庭传统融合进新的文化之中。从某种程度上说，这对她而言是另一种演变，不仅要确定她将会怀念的出身背景的一些方面，而且还要确定她通过在美国的生活将会获得的新传统和文化关联。

在经过大约四个月的治疗之后，A女士依然报告说在与婚礼相关的责任方面感到有压力，但她的抑郁性症状已经有了明显缓解。她将此种变化归因于对自己关于所有这些生活改变而产生的情绪有了一种更好的理解。她解释说，她每天都在不断地改变自己对于这些新角色的态度，不过，她觉得自己现在已经作了更好的准备来应对这些改变，因为她理解了因这些改变而产生的感受。此外，A女士还解释说，通过哀悼自己已经失去的原有角色，她变得更有能力放弃这些原有角色，并接受即将到来的新角色了。

角色冲突

C 先生是一位 20 岁的白人，因患上了抑郁症而寻求治疗。该来访者正在一所社区学院读二年级，他是家族中第一个上大学的。他所学的专业是放射学，学成将成为一名放射技师，为了节省钱，他一直住在家里。由于在他上高中时父母就离了婚，因此，他把自己的时间分成在父亲家的时间和在母亲家的时间，不过，他大多数的晚上都是在父亲家里度过，因为父亲家可以给 C 先生提供更为宽敞的生活环境。这位来访者还有一个哥哥，住在大约 600 英里外。他说，他和哥哥每隔几个星期就会通一次电话，而且，他的哥哥每年会回家几次。这位来访者解释说，他非常喜欢自己的哥哥，但由于没有什么机会经常见面，因此，哥哥并不是他生活中的一个重要人物。他绝大部分时间与母亲相处很好，但他与父亲更难相处一些。

直到大约三个月前，C 先生在学校的表现都很好；这个时间大约就是他的抑郁症发作的时间。C 先生报告的抑郁性症状包括疲乏、入睡困难但早上又老睡过头、一晚上会醒一两次且很难再次入睡、情绪低落、快感缺乏、食欲增大，以及难以集中注意力学习。

C 先生与父亲的关系一直都不太好，而且，这个时候他还与父亲开始了严重的争执。C 先生觉得他们争执的潜在主题是他父亲介入了他的生活。该来访者认为父亲是一个权威人物，总是试图给他——一个正在上大学的年轻人——施加太多的控制。这位来访者的父亲和母亲不一样（C 先生指出，他母亲总是更多考虑儿子的期望，而不是她自己的期望），父亲总是想知道他在学业上的成功与失败、他的经济支出状况，以及他所交往的人和参加的组织。使这幅画面变得很复杂这样一个事实，即 C 先生的父母长期以来对于应该在多大程度上控制儿子的生活一直存在着分歧。现在他的父母离婚了，C 先生便经历着两种迥然不同的生活方式（这取决于他是跟父亲还是母亲待在一起）。他的父母都同意：他们在各自的家里按照自己设定的规则来要求儿子，因为他们无法在给儿子设定限制方面达成一致意见（而且一直以来都没有达成一致意见）。此外，C 先生和他的母亲觉得由于他这几年在上大学，因此有必要修改其中的一些限制，而这一改变，对他的父亲来说，则更加难以接受或实施了。

　　基于他最近和父亲之间的冲突，治疗师和 C 先生对治疗进行了概念化，将关注的焦点集中于角色冲突。他们都觉得，来访者和他父亲的冲突还处于重新商议阶段，因为他们的争吵虽然很激烈，但事实上都是为了解决他们之间的差异。C 先生的角色冲突似乎让他感到非常悲伤，因为他和父亲之间将持续这种紧张的关系，而且由于跟父亲在一起时却花那么多的时间来争吵而感到非常难过，由于辜负了父亲对他们之间关系的期望而感到很内疚。C 先生说，他不想搬出父亲家；他只是想解决他们之间的冲突。他还希望他的父亲不要过于干涉自己的生活，要求不要太多。治疗师和 C 先生详细地讨论了他和父亲的争论中经常会提到的问题。他解释说，冲突通常源于他的父亲想要密切地介入他生活的许多方面，或者至少想要了解他所参加的活动以及交往的人。此外，C 先生想自己决定（没有父亲的参与）在学校最后一年将选修哪些课程以及毕业后的打算，而他的父亲则想知道他的总体规划，且对结果有发言权。

治疗师将这些问题确定为非交互性角色期望，并帮助 C 先生认识到：它们处在了他与父亲之间冲突的核心位置。这个概念化非常符合我们对于角色冲突问题领域的理论理解，如上面所述：这些冲突的基础是冲突一方坚持而另一方并不这么认为的期望。理解了这个概念之后，C 先生便能够探索他和父亲对于彼此的不合理期望的一些方面，这种不合理期望的基础是这样一种观点，即一个人想要承受的控制比另一个人愿意施加的控制要多。由于这位来访者觉得他和父亲之间的一些差异是有可能解决的，因此，C 先生的父亲被邀请来和 C 先生及治疗师一起参加面谈。这次会面让 C 先生和他的父亲理解了彼此对于这次冲突的感受，他们还利用头脑风暴的办法，想出了一些方法来改变他们各自的期望，以建立一种更为健康、更为积极的关系。在他父亲没有参加的面谈中，C 先生和治疗师还利用沟通分析的技术，来理解他的沟通风格不能发挥有效作用的一些方面。他们一起练习了一些新的沟通方式，之后，将这种方式用于 C 先生和他父亲的沟通中。虽然在治疗的过程中，这位来访者和父亲的关系并没有出现显著的改变，但 C 先生和他的父亲能够开始更为坦诚地进行沟通，能够理解对方的观点，并尽可能地改变他们之间的关系。C 先生报告说，在作出了这些积极的改变之后，他的抑郁性症状减轻了。

长期来访者的案例

E 女士是一位 42 岁的加勒比黑人，由于第二次发作抑郁症而接受 IPT 治疗。她已结婚 15 年，和丈夫生活在一起。E 女士和丈夫有一个 14 岁的智障儿子，一直到大约五个月前，他都与家人住在一起，之后，他被送到了距离他们所在市区较远市郊的一个智障之家（group home）。E 女士的母亲住在牙买加，不过，E 女士不常看到她。她的父亲也一直住在牙买加，直到治疗开始前的两年半左右，由于一次没有预料到的心脏病发作而去世了。E 女士的父亲在去世前几个月，曾到美国来看过她。E 女士还有一个比她小三岁的妹妹，已经结婚了，住在邻近的一个城镇，路程 10 ～ 15 分钟就能到。

E 女士在治疗开始前七八个月时与丈夫分居了，原因之一是他们在对儿子的安置出现了分歧，进而产生了婚姻冲突；原因之二在于他们之间存在的文化差异。在那段时间，E 女士住到了妹妹家，与妹妹、妹夫还有他们的两个孩子住在一起。

在她的父亲去世后，这位来访者开始感到有些抑郁。作为对她的忧虑的反应，她的私人医生（primary care physician，PCP）给她开了抗抑郁药。尽管 E 女士的症状曾一度改善，但她的丈夫反对她服药，因此她没有再按这个处方服药。虽然他们之间还存在着冲突，而且激发她搬出妹妹家的支持也很有限，不过，这对夫妻在分居六个月后和好了，在这之后大约一个月，E 女士开始了治疗。正如上面所指出的，E女士和丈夫的冲突主要集中在如何安置儿子这个问题上的分歧。一旦他们对于这个问题达成一致决定，他们之间的冲突就会减少，就会和解。这位来访者和丈夫还体验到了一些文化方面的差异，这些差异激发了一些争论。E女士是加勒比黑人，而她的丈夫是非裔美国人，出生在美国，长在美国。与他们之间的文化差异有关的争论，由于他们在决定儿子的未来时所体验到的压力而加剧了。他们目前争论的激烈程度，甚至还不如以前就安置儿子的问题而展开的争论。

治疗一开始，E女士就针对人际关系清单上的要求进行了描述，她在牙买加长大，和父母、妹妹生活在一起。她把自己的童年期描述为"很标准"。她准时地遇到了发展的里程碑，小学、中学成绩都很好，还报告说在上学期间有一些关系很好的朋友。高中毕业后，E女士开始在餐馆和咖啡店工作，不过在她22岁的时候，她和妹妹决定去美国，去赚钱回报她们的父母。E女士的母亲是一位家庭主妇，在他们教堂的主日学校教教课。她的父亲是一名出租车司机。这家人在经济方面比较拮据，这一点E女士在很小的时候就注意到了。E女士报告说，她跟父亲的关系非常亲密，但是父亲开出租车的工作时间较长，她曾很希望在她成长的过程中父亲能够有更多的时间陪在她身边。E女士和母亲一直都相处得很好，但她们在情感上并不十分密切。

E女士来到了美国，开始独立地做起了照顾、陪护老年人的工作。她帮助他们跑跑腿，打扫卫生，准备一日三餐。尽管她很喜欢这份工作，但有时候也感到很有压力，而且这份工作并非总是很容易做。E女士的妹妹确实给了她一些情感上的支持，但这种支持的水平远远达不到她想要的。她的妹妹也有一些自己的压力，这些压力和她的孩子们有关。这位来访者还非常积极地参与教会的活动，她从那里得到了极大的支持。虽然她在刚刚过去的冬天和春天由于患上抑郁症，且正面临一些家庭困境而没有参与，但过去五年来，E女士每个季节都会帮助她的教会组织一次慈善筹款。

在治疗的最初阶段，治疗师还询问了E女士以前发作抑郁症的历史。E女士以前曾发作过一次抑郁症，大约是在15年前，当时她刚从牙买加来到美国。那次抑郁症发作持续了大约一年时间。E女士当时没有寻求正规的心理治疗，一方面是因为治疗费用，另一方面则是因为在她的祖国，心理治疗并不常见。相反，E女士曾去找她教会的牧师咨询。虽然她和牧师只面谈了少数几次，但她报告说教会的支持和归属感对她的帮助非常大。E女士当前的抑郁症发作在她父亲去世之后不久便开始了，大约在她开始IPT治疗前两年半。正如上面所指出的，她在服用了大约三个月的抗抑郁药之后有了一些改善，但之后她便停止服用这种药物。E女士指出，服用精神药物，甚至是承认自己有某种心理健康方面的问题，都是她的文化或社会所不能接受的。因此，她很难寻求正规的治疗或重新考虑服用药物。虽然E女士最近也去找牧师咨询了几次，但她觉得她的抑郁症已经恶化到了需要接受正规治疗的程度，她在美国生活的时间越长，就越习惯于接受正规治疗。因此，虽然有些不太情愿，但她还是去了当地精神病院的门诊寻求心理治疗。

在治疗开始时，E 女士说自己感到很悲伤、愤怒、内疚、无价值，食欲减少，在治疗开始前的两个月内体重减少了大约八磅，入睡困难，疲乏，且难以集中注意力做家务活。她大多数晚上至少要花一个小时的时间才能睡着，而且，即使她很少会感到饿，但她还是强迫自己吃一些东西，"因为她知道自己需要吃东西"。这位来访者还报告说每个星期有几天的时间都会哭泣。

在采集完病史及完成人际关系清单之后，E 女士和 IPT 治疗师将她抑郁症的突然发作归因于父亲的去世、把儿子安置在一个收容机构的做法，以及他们夫妻关系中的冲突。E 女士的治疗师建议将治疗的焦点概念化为角色演变——或者，事实上是一系列的角色演变——这些角色演变源自她生活中最近发生的一些应激性事件。虽然父亲的去世似乎最容易被视为她突然发作抑郁症的原因，不过，在涉及更多近期的重大生活改变时，她的症状似乎出现了相当严重的恶化，这些重大生活改变包括对儿子的安置，以及与丈夫的分居。除了由于父亲去世而感到非常悲伤、内疚以外，E 女士还在把儿子送到收容机构，以及和丈夫的关系方面体验到了强烈的矛盾感受。

E 女士的儿子在被送到那个机构之前几个月，出现了严重的行为问题，这些行为问题是他当时所在的非全日（part-time）治疗机构所不能容忍的。鉴于儿子的年龄和个头，在他的行为问题出现时，E 女士也难以制止他。E 女士和丈夫之所以选择把儿子安置到距离他们所在市区较远市郊的一个机构，是因为他在那里可以得到他所需要的关注，而且，他的行为问题可以得到更为成功的控制。虽然这个机构很适合她的儿子，但 E 女士也面临一些重要的实际问题。比如，利用公共交通去看儿子，需要换很多趟公交车，路途很遥远。他们夫妻俩只有一辆车，大多数时候，E 女士都是乘坐公共汽车去上班。这就意味着她难以毫不费力地去看儿子，除非丈夫也有时间跟她一起去，或者能够把车子让给她。E 女士报告说，不能经常去看儿子她很难过，不过，她也认识到，只有她和丈夫两个人都工作，他们才能付得起儿子在那个机构的费用。

在最初阶段结束的时候，E 女士和治疗师签订了治疗契约。考虑到她的生活中有众多严重的应激源，E 女士和治疗师约定治疗的时间比标准的 IPT 治疗进程要长一些，这样治疗师就可以把悲伤治疗（grief work）的元素并入一个更大的治疗焦点，即角色演变。在较为短期的治疗安排中，治疗师可能会明确地将治疗的焦点集中于当前与来访者抑郁症状的发作关系最为密切的问题（或多个问题）；不过，在 E 女士的案例中，抑郁症已经持续了好几年，且由于在大致同一时间与丈夫分居、和孩子分离而导致症状恶化。通过规划一段较长的治疗进程，治疗师便能够处理更多与她抑郁症的恶化相关的近期生活事件，并能够花更多的时间来了解 E 女士与父亲的关系，以增加一个治疗的焦点，即悲伤。最终，E 女士的 IPT 治疗进程持续了大约十个月。

除了这些明确具体的、与事件相关的治疗焦点之外，治疗师还指出，E 女士总体上难以接受抑郁症以及对抑郁症的治疗。因此，在最初阶段期间，他花了整整一次面谈的时间，问她在牙买加的文化中，以及在美国她所加入的宗教团体和社会团体中，对于抑郁症及其他心理疾病的看法是怎样的。这次讨论让她的治疗师非常清楚地弄明白了一点，即E女士把她的抑郁症看作一种与其他疾病迥然不同的疾病。E女士指出，在他们的社会中，心理健康问题是不能公开承认或讨论的，这就是为什么她不愿意寻求治疗的部分原因，也是她的丈夫为什么阻止她继续服用那种对她已经有了一定帮助的抗抑郁药的部分原因。因此，治疗师在进入治疗的中间阶段之前，花了相当多的时间介绍抑郁症的医学模型，且在这个模型内，标准化她所报告的症状。这样做使得治疗师可以给E女士附上患者角色，在她的文化中，这个患者角色明确允许有同情心的他人向她提供帮助。E女士过去一直难以接受心理治疗，不过，一旦将她的状况概念化为医学状况的一种，而将治疗师的工作概念化为他人提供的另一种形式的帮助，那么，接受心理治疗就会容易很多。她指出，如果可以把自己的症状视为一种医学状况，那么，对于接受治疗就会感觉轻松很多，即使还没有准备好把自己的症状告诉一些经常支持她的知己朋友。E女士指出，把抑郁症视为一种医学状况，对她来说是一种极大的宽慰，因为她可以接受这样一种观念，即她身上的这些症状并不是因为她做了什么事情才出现的。

由于这次有关医学模型的讨论，E女士重新考虑了服用抗抑郁药的想法。药物治疗过去似乎对她有所帮助，但当她的丈夫否定这种想法时，她并没有迫切地想要再次按照那个处方来服药。在她当地的社区中，需要这种性质的帮助往往会被视为软弱的表现，可能会遭同伴的闲话。在经过几次面谈，对在医学模型的背景中使用药物治疗进行了讨论之后，E女士终于同意去找她的私人医生再开一个处方。随着将抑郁症视为一种医学状况的想法，她感到越来越轻松舒适，对于同伴们将会对她有什么看法的担忧逐渐地被对自己幸福的关注所取代。事实上，这位来访者有一些额外的时间来坦然面对药物治疗的想法，这也是IPT较长疗程的另一好处，尤其对于她这种一开始就非常抵制药物治疗的来访者来说，更是如此。

在E女士身上，最初阶段大约持续了五个星期。她和治疗师用了前几次面谈的时间来考察症状，完成人际关系清单。在最初阶段剩下来的面谈中，他们讨论了E女士对于接受抑郁症诊断的忧虑。他们对医学模型和患者角色作了回顾，一起对她的IPT问题领域作了概念化，并签订了治疗契约。

接下来，治疗进入中间阶段，持续了大约七个月的时间。在这个阶段，E女士回顾了导致父亲去世的事件，以及由于自15年前来到美国后便一直都没有花太多的时间陪父亲而产生的内疚感。这位来访者解释说，对于离开父母，她的情感很复杂，一方面由于不能花更多的时间跟他们在一起而感到内疚，另一方面也由于能够每个月寄些钱给他们而感到自豪。E女士最近几年并没有体验到这些冲突的情感，但父亲的去世唤醒了这些感受。E女士和治疗师讨论了他们父女关系的许多积极方面，不过，她同时也提到了父亲让小时候的她以及长大后的她都感到失望的一些方面。E女士既向治疗师解释了他们父女关系的积极方面，也向治疗师解释了消极方面，通过这样做，她便不会理想化父亲，也不会理想化他们之间的关系。E女士非常详细地描述了父亲最后一次来美国的情况，这让治疗师看到，E女士和父亲在最后一次见到彼此时，是尽欢而散的。尤其是，父亲的最后一次看望让她了解自己是多么怀念跟他在一起的时光，所以，父亲在那次回去之后不久便去世的消息，尤其让她难以接受。她回顾了回家参加父亲葬礼的过程，并对在那期间所体验到的情绪进行了加工。通常这样做，她认识到了自己能够送父亲走是一件多么幸福的事情，在葬礼期间他们家所在社区的其他人是多么尊重父亲，而且，她也认识到了父亲对自己而言是多么重要。

　　虽然IPT中的悲伤治疗往往包括寻找其他的社会支持来代替已故的那个人，但由于E女士不经常看到父亲，也不经常跟他讲话，所以这一点没有多大的关系。不过，E女士还是报告说，她觉得自从父亲去世以后她便不再是小孩子了，而且，她想，她以后可以求助于所在教会的年长者，向他们征询意见。这种想法让她感到特别安心。

　　在中间阶段，E女士和她的治疗师花了几个月的治疗时间将关注的焦点集中在了她生活中最近发生的一些应激事件上。他们相当详细地回顾了E女士和丈夫在抚养一个残疾孩子的过程中所面对的多种困难，以及导致他们决定把孩子送到智障之家生活的所有事情。E女士对于把儿子送到郊外的一个机构生活感到非常内疚，即使她知道，相比于她在家里所能提供的环境以及离家较近的机构所能提供的环境，那个地方从根本上说可以给他提供更好的环境。在很多方面，E女士都觉得好像已经失去了自己唯一的孩子，并因此而感到非常伤心。她的治疗师建议她把这种角色演变视为孩子离开家去上大学，或者离开家去上班。他们谈论了儿子和他们夫妻生活在一起给他们的情绪带来的益处以及实际的益处，不过，他们也讨论了儿子在家里生活的弊病：儿子在家里生活会增加日常的压力负担，她去上班时又只能让他跟代人临时看管小孩之人在一起，而这增加了她的内疚感，另外，他在当地治疗机构所受到的非全日照顾不充分，而且她没有能力对他进行特殊的教育和训练（一旦她和丈夫不在了，他们的儿子就需要接受这些教育和训练才能生活下去）。他们讨论了现在E女士在儿子不和她生活在一起时是多么想念他，而且，他们还讨论了她的儿子在一个随时有智障方面的专家照顾的环境中可能得到的益处。由于是IPT的基础，因此，在这次讨论的每一个关键点上，治疗师都会要求E女士描述一下她所体验到的与当时正在讨论的内容相关的具体情绪。

E女士还表达了她的担忧：由于她的工作安排很忙，再加上公共交通非常不便，因此，她无法随时去看儿子。她有时候可以借丈夫的车去看儿子，但大多数时候由于距离太远而不去了。虽然和丈夫在一些周末可以去看儿子，但E女士依然感到内疚，觉得这样还做得不够。E女士和治疗师系统地探究了她可以做出的所有选项，标出E女士需要优先考虑的事情，并列出了她在保持收入的同时，可以多去看看儿子几次的方法。E 女士和治疗师用了两次面谈的时间来做这项工作。就像在 IPT 中经常看到的，治疗师也让这位来访者想出尽可能多的选择项，不过，在 E 女士想不出更多的策略时，他也会帮她想一些。除了其他策略以外，治疗师还建议 E 女士多给儿子写写信，这样就会感觉跟儿子的关系更为紧密一些。

E 女士还描述说自己感到很孤独。在和治疗师进一步探究这个问题时，E 女士指出，除了想念儿子以外，她还感觉没有什么动力去参加教会活动了，这些教会活动是她以前一直参加的，而且曾是她大部分的社交活动。一开始，她说，教会活动对她来说可能过于辛苦，因为她自从患上抑郁症以后就一直精力有限。当她和治疗师对此作进一步的探索时，他们非常清楚地发现，在和丈夫分居期间，她参加教会活动的次数真的减少了，这在很大程度上是因为自从和丈夫分居后，她觉得看到同社区的其他人会很尴尬。治疗师告诉 E 女士，既然她现在已经和丈夫和好，就应该再去参加教会团体的活动，这既是行为激活的一种方式，也可以减少她的孤独感。E 女士指出，如果精力允许的话，她也非常期待再次参加教会的活动，不过，她很担心教会的其他成员在她缺席这么久之后可能不再热烈地欢迎她回来。E 女士和治疗师角色扮演了一些回到教会参加活动的场景，这使得 E 女士可以练习如何表达看到朋友们的高兴心情，并可以练习如何回答有关她缺席及最近夫妻分居的问题。

在这个案例中，重新和教会的朋友建立联系，以及再次参加教会的活动（这些活动是她一直以来正常参加的），成了一个重要的焦点，因为在 E 女士的文化中，教会团体非常重要。治疗师不仅从 E 女士关于她近期活动，以及她以前曾从与牧师的咨询面谈中获得力量的报告，而且从她对于母亲活动（在牙买加的主日学校当老师）的描述中，认识到了她生活中这个方面的重要性。这在 E 女士很小的时候似乎就已经给她留下了很深的印象。通过治疗中间阶段的讨论，E 女士认识到了这一点，即她觉得通过参与教会的活动就可以与她的父母保持某种联系。随着她参加的教会活动越来越多，她的心境也逐步地好转。

　　大约进入治疗六个月后，一旦她的心境有了某种程度的好转，且感觉自己更为坚强一些，治疗师就提出，他们可以开始谈谈她所体验到的与丈夫之间导致他们分居的冲突，并集中谈论了在她与丈夫和好后一切进展如何。除了最初在儿子的生活安排方面出现了分歧以外，婚姻冲突的焦点还集中于夫妻二人的文化差异上。对 E 女士来说，加入教会团体、参加每周的礼拜式，是她生活中的一个重要部分。而她的丈夫并不是出生在一个认为教会非常重要的家庭，因此，即使参加她所在教会的个体来自各种不同的文化和背景，他也不愿意和 E 女士一起参加。E 女士认为这是他丈夫不支持她的表现。在进一步的思考后，E 女士终于承认，她不断坚持要求她的丈夫跟她一起参加教会让他感到很有压力，也许有时候他会跟她一起参加，虽然这可以让 E 女士获得支持和快乐，但她的丈夫不会跟她分享这些感受。

　　E 女士和丈夫在希望如何度过一年的假日方面，意见也不统一。E 女士喜欢将牙买加文化的一些方面整合进假日大餐和庆祝活动中。因此，她很多假日都是与妹妹，还有妹妹的家人一起度过，因为他们是按照牙买加传统过假日的。但是，E 女士的丈夫选择不参与这些传统。这又一次成了二人争论的源头。最后，E 女士指出，虽然在他们牙买加文化中，寻求心理健康治疗不普遍，但跟朋友、家人谈谈自己的忧虑还是很常见的。但是，E 女士的丈夫出生在一个不鼓励谈论个人感受的家庭，因此，他很少会问 E 女士的感受。最后，E 女士终于弄清了她和丈夫对于他们在彼此生活中的角色的非交互性期望的多个方面。

对这些问题的解决将关注的焦点集中于 E 女士对于夫妻关系的期望，并确定她在哪些方面愿意、在哪些方面不愿意改变她的那些期望。E 女士跟丈夫说了牙买加传统的重要性，他们最后都同意：以后要更为平均地将假期的时间分给彼此的家人。不过，E 先生始终不愿意和妻子一起参加教会或与教会相关的活动，而 E 女士最终可以把这看作是丈夫的一个合理选择，而不是排斥她的表现。E 女士和治疗师一起确定了那些和她追求相同的人，如和她一起参加教会的那群朋友。一旦 E 女士能够更加坦然地面对重新参与社交活动的想法，那么她就会高兴地想到将这些社会接触视为一种支持。

与她生活中的近期变化相一致，解决他们夫妻关系中的一些冲突，对她所报告的由于父亲去世而产生的悲伤感进行加工，并接受她的抑郁疾病以及心理治疗与药物治疗的益处，这些因素一起最终让 E 女士的抑郁症得到了完全缓解。在治疗的最后阶段，大约是治疗的最后一个月，E 女士和治疗师回顾了他们在一起做的工作，以及 E 女士所取得的进展。她终于不再认为将儿子安置在智障之家是一种损失或是她不关心他的证明，而是对他的长期照料中必需的，甚至是勇敢的一步。在对医学模型（在 IPT 中，即是通过这个模型来看待抑郁症）进行了探讨之后，这位来访者便能够开始再次尝试药物治疗。虽然在她的社会中，人们无法接受公开地讨论心理健康问题以及药物治疗的使用，但治疗师通过使用医学模型，并提供患者角色，最终使得 E 女士可以坦然地利用对她最为有益的各种资源。当 E 女士感觉好一些，她便能够重新参与教会的一些活动（这些活动是她以前曾参加的），并因此减少了她的社会隔离和孤独感。她和她的治疗师用角色扮演的方式，让她准备好回到生活中的这个角色。最后，E 女士努力地改变了她对于夫妻关系的一些期望。她终于可以告诉丈夫，她想和家人一起参与一些牙买加传统节日，不过，她可以自己一个人参加教会的活动。她可以从一起参加教会的朋友那里得到一些支持。IPT 治疗最终让 E 女士可以加工她在父亲去世之后体验到的内疚感和悲伤感，并最终与她自己的成人角色相一致。

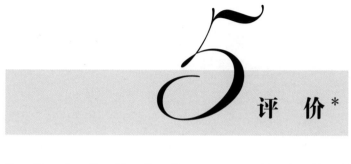

评 价 *

C H A P T E R   F I V E

*   本章有一部分内容重印和改编自 "Interpersonal Psychotherapy，" by C.L.Cornes
and E.Frank，1996，in L.J.Dickstein，J.M.Oldham，and M.B.Riba（Eds.），*Review of
Psychiatry*，15，pp.91-108.Copyright 1996 by American Psychiatric Association. 改编得到允
许；以及 "Interpersonal Psychotherapy for Unipolar and Bipolar Disorders，" by H.A.Swartz，
J.C.Markowitz，and E.Frank，2002，in S.Hoffman & M.Tompson（Eds.），*Treating Chronic
and Severe Mental Disorders: A Handbook of Empirically Supported Interventions*（pp.131-
158）.Copyright 2002 by Guilford Press. 重印得到允许。

本章回顾了用人际关系心理治疗（IPT）治疗抑郁症的研究，以及自 IPT 创立以来对其所做的改编。本章所关注的焦点主要集中于 IPT 的功效，既包括在治疗急性抑郁症方面的功效，也包括维持性 IPT 的功效。接着，我们讨论了这种取向能够有效发挥作用的领域和不能有效发挥作用的领域，并讨论了 IPT 在被诊断患有其他精神疾病和医学疾病的个体身上的运用。最后，本章还描述了 IPT 在全世界不同来访者群体身上的运用。

支持 IPT 取向之功效的研究

这一部分描述了 IPT 在治疗抑郁症方面的功效，包括支持 IPT 用于患有急性抑郁症的中年人、产后妇女、郁闷的青少年、老年人以及其孩子正接受心理健康治疗的母亲的研究。我们还回顾了表明 IPT 在复发性抑郁症维持性治疗和团体治疗中的功效的资料。此外，我们还介绍了一些有关来访者特征对 IPT 结果之影响的信息。

急性抑郁症

有关 IPT 的研究已经表明，相比于其他的治疗方法，IPT 是一种可以有效治疗急性抑郁症的方法（c.f.，Hollon et al.，2005）。

正如克勒曼和魏斯曼在 1987 年的评论中所描述的，IPT 最初的发展以及对它的验证是克勒曼、魏斯曼以及他们的同事进行的。有关 IPT 的第一项研究考察了阿密曲替林（amitriptyline）和 IPT 对150 位妇女（这些妇女刚刚从抑郁症发作中恢复过来）复发抑郁症的比率所产生的影响。这项研究横跨高契约心理治疗小组和低契约心理治疗小组，比较了阿密曲替林、安慰剂和不用药小组对于复发率的不同影响（Klerman et al.，1974）。这项研究中所用的心理治疗并不是 IPT，而是"每周一次的会谈，这种会谈的焦点是来访者的人际关系和互动关系"（Klerman et al.，1974：190）。在接受八个月的治疗后，在预防复发方面，单独使用药物治疗组与同时使用药物治疗和心理治疗组之间并没有表现出差异，不过，那些接受心理治疗的来访者在社会适应方面表现出了明显的改善（Klerman et al.，1974；Weissman et al.，1974；each as described in Klerman & Weissman，1987）。

最初的发现鼓舞着这个研究小组继续探究此种疗法的效果，于是，他们进行了一项研究，审视了在 16 个星期的时间内 IPT、控制性心理治疗（a control psychotherapy）、阿密曲替林，以及联合使用 IPT 和药物治疗对于治疗急性抑郁症的效果（DiMascio et al.，1979，as cited in Klerman & Weissman，1987）。研究发现：单独使用 IPT 和单独使用阿密曲替林，都比控制性心理治疗更有疗效；不过，联合治疗优于这两种单一治疗（Klerman & Weissman，1987）。此外，接受 IPT 的来访者，不管是单独接受 IPT，还是在接受 IPT 的同时接受药物治疗，其社会机能都比接受其他两种单一治疗的来访者要强一些（Weissman, Klerman, Prusoff, Sholomskas & Padian, 1981）。最近，布洛姆（Blom）和同事（2007）为了支持联合治疗（combination treatment）而进行了一项研究，在 193 位抑郁症患者的身上比较了 IPT、奈法唑酮（nefazodone）、IPT 加奈法唑酮，以及 IPT 加安慰剂的功效。抑郁性症状的缓解程度表明，IPT 联合药物治疗优于单独使用药物治疗，这一点与前面研究的发现一致，不同的是，IPT 联合药物治疗并不比单独使用心理治疗更有疗效。

基于 IPT 取得的初步成功，国家心理健康研究所抑郁症治疗合作研究项目（TDCRP）研究将它作为疗法之一。其他的疗法包括丙咪嗪（imipramine）加临床管理（clinical management, CM）、认知—行为治疗（CBT），以及安慰剂加临床管理（CM）。埃尔金（Elkin）和同事（1989）报告说，在缓解来访者抑郁性症状方面，IPT 和其他三种疗法一样有效，不过，对于患有比基线水平更为严重之抑郁症的来访者，它比安慰剂加 CM 更为有效。

更近的一项研究也支持这一发现，该研究的对象是接受 IPT 加药物治疗，或加强型 CM 加药物治疗五个星期的抑郁症住院患者。研究者对 IPT 作了修正，包括 15 次个体面谈和 8 次团体面谈，那些被随机分配到 CM 加药物治疗组的患者每三个星期会接受一次 CM 面谈（Schramm et al., 2007）。那些接受 IPT 的患者虽然在一年的随访中没有表现出什么差异，但是在急性抑郁症治疗阶段结束时表现出了更大程度的症状缓解，而且在三个月的随访中也获得了更大的治疗收益。

先前的工作还确定了用 IPT 来治疗抑郁症来访者的最佳治疗策略。正如前面所描述的，我们小组所进行的维持性治疗急性阶段的研究表明了一种序列（sequential）治疗取向的优越性，即对于那些单独使用 IPT 无效的来访者，先采用 IPT，然后增加药物治疗，这种优越性是相对于从治疗一开始就接受联合治疗的抑郁症来访者的绝对缓解率来说的（Frank，Grochocinski，et al.，2000）。一点也不奇怪的是，相比于一开始就采用联合治疗，这种治疗策略所需要的平均缓解时间要更长一些，但最终的结果更好。因此，与从治疗一开始就采用单一治疗或联合治疗相比，序列治疗似乎花费更少，且对患者更有帮助。总的来说，这些最初的报告是证明 IPT 可以有效治疗急性抑郁症的根本性证据。

产后抑郁症

斯图亚特和奥哈拉（Stuart & O'Hara，1995）创造了一种修正形式的 IPT 来治疗产后抑郁症。尽管用于这个群体的 IPT 与克勒曼和魏斯曼的研究小组（1984）最初提出的 IPT 相类似，但前者增加了一个关注点，即妇女在产后那段时间内所体验到的人际关系改变。此外，与 IPT 的 16 ～ 20 次面谈不同，这种形式的 IPT 通常持续时间为 12 个星期。

当用 IPT 来治疗 120 位产后抑郁的妇女时，它比候补条件（wait-list condition）更为有效地缓解了参与者的抑郁性症状，并更有效地改善了她们的心理社会机能（O'Hara, Stuart, Gorman & Wenzel, 2000）。学者们指出，IPT 非常适合于治疗产后抑郁症，因为其病理学的本质恰恰围绕着一种角色的演变。大多数的研究参与者都体验到了一系列的角色改变——从孕妇到产妇，从妻子、女朋友或单身女人到母亲。

之所以说治疗师可以用 IPT 来有效地治疗患有产后抑郁症的妇女这一点尤其重要，是因为产后妇女可能会担心：如果服用抗抑郁药物，她们的孩子就可能会通过母乳喂养而接触到这些药物（Pearlstein et al., 2006）。一项针对 23 位患有抑郁症的产后妇女的研究进一步证实了这个观点，表明：相比于单独的药物治疗或联合治疗，母乳喂养的妇女更倾向于选择 IPT（$p=0.10$）（Pearlstein et al., 2006）。不过，先前曾至少发作过一次抑郁症的妇女更可能选择单独使用舍曲林（sertraline）或联合使用舍曲林和 IPT，来治疗她们的抑郁症。因此，IPT 作为一种有效且不会让婴儿接触药物危险的疗法，似乎非常适合于产后妇女和母乳喂养的母亲。

用于产后抑郁症的 IPT，在团体形式中也得到了成功的运用（Klier, Muzik, Rosenblum & Lenz, 2001）。虽然治疗的最初阶段和最后阶段与原版的 IPT 相似，但治疗的中间阶段包括对与其他成员的互动作团体加工、承认冲突和确认应对机制，并发展出亲密关系。在一项针对 17 位患有抑郁症的产后妇女的开放性预备试验中，这种心理治疗已被证明是一种有效的疗法（Klier et al., 2001）。最近，澳大利亚的一个研究小组指出，患有产后抑郁症的妇女在接受团体 IPT 治疗之后，抑郁性症状有了明显的缓解，虽然这些缓解不如在个体 IPT 中所看到的那样明显（Reay, Fisher, Robertson, Adams & Owen, 2006）。这些学者们还建议作进一步研究，以更进一步地支持团体 IPT 用于治疗产后抑郁症的有效性。不过，总的来说，用 IPT 来治疗患有产后抑郁症的妇女，已经被视为一种可行的、有效的治疗方式（Grigoriadis & Ravitz, 2007）。

最近，有关用 IPT 来治疗怀孕期间所出现的抑郁症，研究者们也进行了一些研究。一项有关将 IPT 用于这个群体的初步研究，将 IPT 与一个育儿教育（parenting education）项目作了对比。用 IPT 来治疗遵循了最初的手册（Klerman et al., 1984），不过增加了第五个问题领域，即复杂的妊娠（complicated pregnancy）（Spinelli & Endicott, 2003）。学者们报告说，在经过 16 个星期的团体治疗之后，相比于育儿教育组，接受 IPT 的来访者表现出了心境方面的明显改善。此外，学者们还建议，应该将 IPT 视为治疗产前抑郁症（antepartum depression）的一线疗法。

用于复发性抑郁症的维持性 IPT

将 IPT 用做一种预防性的维持性疗法（IPT-M；Frank，1991），是以克勒曼、魏斯曼及其同事（Klerman et al.，1984）提出的最初形式的 IPT 为基础。第一项探究 IPT 有效性的研究（Klerman et al.，1974）将一种初步形式的 IPT 用做一种维持性治疗，用来治疗由于发作急性抑郁症而接受六星期治疗并有所好转的门诊患者。就是从最初这项研究开始，IPT 便有了发展，可以用于急性抑郁症的背景中；此后，有关 IPT 作为一种维持性治疗的进一步研究一直没有出现，一直到差不多十年以后。最早将 IPT 作为一种长期的维持性疗法而加以探究的是复发抑郁症维持性治疗（Maintenance Therapies in Recurrent Depression，MTRD；Frank et al.，1990）草案，让患有复发性抑郁症的来访者在急性、持续（continuation）以及维持性的背景中，接受 IPT 治疗。接受维持性治疗的症状已经缓解的来访者每个月接受一次 IPT，一直要持续三年，或者直到他们抑郁症复发。

IPT-M 对于预防抑郁症复发的功效，已经在一些试验中得到了证明。MTRD 研究表明了 IPT 这一改编版本的可接受性和有效实施。虽然 IPT-M 不能像速效丙咪嗪（active imipramine）一样有效地预防疾病，但相对于每月接受临床就诊但不做心理治疗的来访者，在接受 IPT-M 但不服用速效药物的来访者中，长达三年每月一次的 IPT-M 面谈使得抑郁症复发的时间明显变长了。

后来，雷诺兹（Reynolds）和同事（1999）在 180 位老年抑郁症患者身上，比较了每月接受一次 IPT-M 与去甲替林（nortriptyline）、安慰剂，以及 IPT 联合去甲替林的功效。研究发现，单独接受 IPT-M 与单独接受去甲替林治疗的患者，其抑郁症复发的时间都比服用安慰剂的患者长，而联合治疗的效果比任何一种单独疗法都要好。最近一项关于复发性抑郁症中年妇女患者的研究，也支持了 IPT-M 的成功，在这项研究中，如果 IPT 单一疗法不足以使这些妇女患者的症状缓解的话，就用急性 IPT 对她们进行治疗（Frank et al., 2007）。每月一次 IPT 已被证明在预防抑郁症复发方面，与每个星期一次面谈或每两个星期一次面谈一样有效。不过，对于需要增加药物治疗才能缓解症状的妇女来访者，IPT-M 就不如维持性治疗那样有效了。总体而言，对于试图维持其症状缓解状态或延长复发时间的复发性抑郁症来访者来说，IPT-M 是一种合理的治疗选择；不过，对于需要药物治疗才能缓解症状的来访者，IPT-M 可能最好联合药物治疗一起使用。

团体背景中的 IPT

已有研究者对 IPT 作了修正，将其用于团体背景中（IPT-G）。这种治疗形式不仅有可能减少来访者的治疗费用，而且还能给来访者提供机会改善其人际关系技能，并得到更多的社会支持（Weissman et al., 2003）。以威尔夫利（Wilfley）和同事（1993）建立的一个模型为基础，IPT-G 依然将关注的焦点集中于社会角色和人际关系上，不过团体的形式提供了一个致力于这一焦点的"人际关系实验室"。针对团体形式，魏斯曼和同事（2000）指出，在开始每周 90 分钟的团体面谈前，要先通过个体会谈，完成每一个团体成员的人际关系清单。IPT-G 还有这样的优势：通过提供一个场所让来访者们讨论人际关系问题、与他人分享自己的疾病情况而确认自己的患者角色，从而减少社会隔离（Weissman et al., 2007）。要想了解有关团体背景中 IPT 更为详细的描述，可以参见威尔夫利和同事的论述（2000）。

威尔夫利的研究小组证明，IPT-G 可以有效地治疗病态性饮食作乐（bulimia）和饮食作乐障碍（binge eating disorder）（Wilfley et al., 1993, 2002），在饮食障碍部分，我们将对此作更为详细的描述。IPT-G 还可以用于患有抑郁症的来访者。2001 年，麦肯齐和格拉博瓦茨（MacKenzie & Grabovac）呈现了一项对这个来访者群体做 14 个星期 IPT-G 的研究，表明：虽然没有治疗控制组，但八分之五的参与者在 14 个星期的治疗以及四个月的随访中都表现出了抑郁性症状的明显缓解。还有研究者对 IPT 作了更进一步的修正，用于治疗产后妇女（Klier et al., 2001；Reay et al., 2006）和创伤后应激障碍（PTSD）患者（Robertson, Rushton, Batrim, Moore & Morris, 2007）。虽然这是一项初步的研究，但却表明，IPT-G 的改编版本可能是治疗这些障碍的有效方法。

穆夫森（Mufson）的研究小组也对 IPT 作了改编，在团体的背景中用于患有抑郁症的青少年（IPT-A）（IPT-AG；Mufson, Gallagher, Dorta & Young, 2004）。这种形式的 IPT 使得来访者可以检验新习得的人际关系技能，并能获得同伴的反馈。正如下面将会描述的，接受 IPT-AG 的来访者所报告的症状缓解与接受 IPT-A 的来访者所报告的一样多（如果不是更多的话）（Mufson, Gallagher, et al., 2004）。

用 IPT 来治疗患有抑郁症的青少年

用 IPT 来治疗患有抑郁症的青少年（IPT-A）已经得到了强有力的支持（例如，David-Ferdon & Kaslow, 2008）。IPT-A 是哥伦比亚大学的一个研究小组（Mufson, Moreau, Weissman & Klerman, 1993）提出的，它与最初形式的 IPT 多少有些不同。IPT-A 有五个问题领域，第五个问题领域关注的是与单亲家庭有关的问题，而且从治疗一开始父母就会介入。此外，IPT-A 治疗师通常会主动联系青少年来访者的父母，在后来的治疗中还会联系青少年来访者的学校，而且，他们还可能在面谈之外通过电话联系来访者。有时候，家庭成员也可能参与治疗，目的是为了改善家人之间的沟通，讨论来访者所取得的进展，并为治疗终止后有可能出现的家庭人际关系问题的管理制订计划（Brunstein-Klomek & Mufson, 2006）。

　　IPT-A 的持续时间通常比 IPT 短（12 个星期），而且，患者角色的适用范围要有限得多。虽然来访者与父母会接受关于抑郁症的心理教育，但与在 IPT 中通常所看到的相比，治疗师会更多地鼓励来访者参与日常的活动（Brunstein-Klomek，Zalsman & Mufson，2007）。就像学者们所解释的，这个适用范围有限的患者角色，激发着患有抑郁症的青少年继续参加社交活动，并为自己的行为负责。

　　在初步研究证实了 IPT-A 在一个小样本中的功效（Mufson & Fairbanks，1996；Mufson et al.，1994）之后，穆夫森、魏斯曼、莫罗和加芬克尔（Mufson，Weissman，Moreau & Garfinkel，1999）以 48 个居住在市中心患有抑郁症的青少年（其中大多数是拉丁美洲人）为对象，研究了 IPT-A 的有效性。这些青少年要么接受 12 个星期的 IPT-A 治疗，要么接受一种临床监控。与接受临床监控的来访者相比，接受 IPT-A 的来访者报告的在社会机能方面所取得的进展要明显得多，而且症状缓解的可能性也要大一些（75% 对 46%）（Mufson et al.，1999）。在后来的一个项目中，罗塞略和伯纳尔（Rosselló & Bernal，1999）以 71 个患有抑郁症的波多黎各青少年为研究对象，证明 IPT 比候补条件更能有效地缓解抑郁性症状。在这项研究中，接受 IPT 的来访者报告，他们的自尊感和整体机能都比接受 CBT 的来访者好得多（Mufson et al.，1999）。更近的一项 IPT-A 研究是在校本（school-based）心理健康诊所进行的，又一次证明，这种疗法在提高整体机能和缓解抑郁性症状方面都优于控制条件（Mufson，

Dorta，Wickramaratne，et al.，2004）。

正如上面所指出的，穆夫森的研究小组还对 IPT-A 作了改编，用于团体背景中（IPT-AG；Mufson，Gallagher，et al.，2004）。最初关于 IPT-AG 的研究所表明的不仅仅是此种疗法的可行性：在与 IPT-A 相比较时，接受 IPT-AG 的个体所表现出的症状改善与接受个体治疗的个体一样多（如果不是更多的话）（Mufson，Gallagher，et al.，2004）。IPT-AG 包括 12 次团体面谈，每次面谈的时间通常为 90 分钟，而且在团体面谈开始之前、团体面谈中间，以及最后一次团体面谈后，都会进行一些个体面谈（Brunstein-Klomek & Mufson，2006）。IPT-AG 可能给患者们提供了机会，让他们可以接受有效的 IPT 治疗，这是一种在经济方面可能更为可行的治疗形式。

最近，还有研究者对 IPT-A 进行了改编，用于怀孕的青少年（IPT-PA；Miller et al.，2008）。通过两项预备性研究，学者们表明，IPT-PA 为这个群体所接受，并与抑郁性症状的缓解相关（Miller et al.，2008）。总而言之，IPT 似乎在不同的治疗背景下都可以有效地治疗患有抑郁症的青少年。

用 IPT 来治疗患有抑郁症的老年人

IPT 已被成功地用来治疗患有抑郁症的老年人。早期的预备性研究表明，在门诊背景下，用 IPT 来治疗患有抑郁症的老年来访者已经取得了积极的结果（Rothblum，Sholomskas，Berry & Prusoff，1982；Sholomskas，Chevron，Prusoff & Berry，1983）。斯隆、斯特普尔斯和施奈德（Sloane，Staples & Schneider，1985），以及施奈德、斯隆、斯特普尔斯和本德尔（Schneider，Sloane，Staples & Bender，1986）也报告说，与接受去甲替林治疗的老年人相比，接受 IPT 治疗的老年人表现出了积极的结果。最近米勒（Miller）等人（1994）证明，IPT 可以成功地治疗患有抑郁症的丧偶老年人。

甚至更近，最初的老年抑郁症维持性治疗（initial Maintenance Therapies in Late Life Depression，MTLD-I）研究，用 IPT 治疗了患有复发性抑郁症的 60 岁及以上的老年人。这些来访者在急性阶段先接受了去甲替林（nortriptyline，NT）加 IPT-M 治疗，然后被随机地分配到 NT 加 IPT-M 组、安慰剂加 IPT-M 组、NT 加临床管理（CM）组或安慰剂加 CM 组，接受两年的维持性治疗（Reynolds et al.，1999）。被分配到两组速效 NT 条件的参与者都表现出需要最长的时间才能缓解症状，不过，NT 加 IPT 组的治疗完成率（treatment completion rate）最高（Reynolds et al.，1999）。学者们还指出，尽管没有发现 IPT 的主效应（main effect），但这很可能是因为样本规模相对较小，或者是该草案的其他一些特征所致。

MTLD 的第二个阶段，即 MTLD-II，是以 65 岁及以上符合重度抑郁症（major depression）标准的老年人为对象进行的。雷诺兹和同事的研究（2006，as described by Miller，2008）用 IPT 联合帕罗西汀（paroxetine）的方法对这些来访者进行了治疗；一旦症状缓解，他们就会要么继续接受联合治疗，要么接受单一治疗。作为一种维持性治疗，IPT 联合帕罗西汀并不比单一治疗更为有效；但是，那些出现了认知机能障碍（cognitive dysfunction）的来访者在接受了维持性 IPT 以后，抑郁症复发的可能性要小一些（Miller，2008）。

IPT 的许多特征使得这种疗法非常适合于老年人。治疗的人际关系焦点和 IPT 的问题领域特征都与老年人所面对的生活改变紧密相关，而 IPT 的手册化（manualized）本质是为这群喜欢东拉西扯的老年人提供了一个很好的治疗结构。不过，对于那些想寻求一种不那么结构化的治疗的老年人来说，IPT 的灵活性可以很好地发挥作用。老年来访者还可以从 IPT 治疗师的主动姿态中获益，来访者的主动姿态可以提高患者在相对较短的时间内实现其目标的能力。

要更好地符合老年抑郁症患者的需要，可能还需要对最初形式的 IPT 做一些具体、实际的改编。首先，绍洛莫斯卡斯（Sholomskas）的研究小组（1983）建议，根据来访者的生理需要以及其是否有能力在整个面谈中都保持注意力，来调整通常一次为 50 分钟的面谈时间。此外，鉴于来访者家中有几代人、家人有多少，以及来访者早期生活中出现的一些重要关系，临床医生和来访者可能需要花更多的时间来完成人际关系清单。我们可以证明，比 IPT 中通常所需要的更为深入地研究过去的关系，对老年来访者很有帮助。

在考虑治疗的问题领域焦点时，把来访者的独特需要以及改变能力也考虑进去，尤其重要。来访者潜在受限的社会网络可能会使得难以选择问题领域，尤其当人际缺陷焦点不适合时，更是如此。在有些情形下，临床医生还需要为了更为充分地满足来访者优先考虑的事情，而修改自己标准的日程安排。例如，老年人可能比年轻人更不可能改变形成已久的沟通风格，尤其是在角色冲突的治疗工作中，更是如此。既然这样，那么，用各种不同的策略来改善来访者的心境可能更为有益，包括努力地接受真实的关系。经验的法则是，将关注的焦点集中于将会最快速地带来改善的问题领域。

临床医生还必须考虑对治疗技术作一些可能的改变，这些治疗技术并非 IPT 所特有，但与老年人的需要有着更大的关联性。其中包括确保来访者相信治疗师真的对来访者的幸福感兴趣。出于这一原因，治疗师应该谨慎地运用沉默（silence）、直接面质（direct confrontation）和非指导性探究（nondirective exploration）。在给老年来访者治疗时，还可能需要接受礼物——尤其是来访者自己做的那些礼物——或者，有时候还需要解释出现的移情。此外，在给老年人治疗时，确认治疗收益尤其重要，这不仅是为了提醒老年人，他们有能力取得进展并控制自己的命运，而且也为了鼓舞来访者的士气和决心。

最后，我们经常会遇到这样的情形，寻求 IPT 治疗的老年来访者可能会遭遇丧偶。在治疗丧偶的老年人时，应该要考虑一些治疗和实际方面的问题，如由于配偶的去世而出现的经济变化，或者人际关系清单的改变，这种改变必定能解释在存在其他一些近期丧失的情况下，配偶去世的重要性。米勒和同事（1994）曾对这个主题作过详尽的评论，有兴趣的读者可以参阅。

用短程 IPT 来治疗其孩子正接受心理健康治疗的患有抑郁症的母亲

斯瓦茨（Swartz）和同事（2006）进行了一项初步研究，用短程 IPT 来治疗其孩子正接受心理健康治疗的患有抑郁症的母亲（IPT-MOMS），其基础是，这些妇女是一个尤其高风险的群体，但她们很少为自己寻求治疗（Kessler et al.，2005，as cited in Swartz et al.，2006）。研究者对 IPT 作了修正，包括一次约定面谈（engagement session），目的是为了激发这些母亲接受治疗，之后是八次 IPT 面谈，其关注的焦点是这些母亲与其患病的孩子之间的关系。这一改编用了激发性的会谈技术来使来访者作出约定，并且为了使来访者不那么困难就可以作出治疗的承诺，而特意将治疗时间安排得相对较短（Swartz et al.，2006）。学者们报告说，接受这种短程 IPT 的母亲们表现出了抑郁性症状的明显改善，症状从基线水平变为治疗后（posttreatment）水平，表明：短程 IPT 对于其孩子正接受精神病学治疗的患有抑郁症的母亲来说，很可能是一种有益的方法。

接下来，研究者在一个小型随机试验中，对这种治疗进行了检验，这个试验的研究对象是 47 位患有抑郁症的母亲，她们的孩子都在接受某种精神病学治疗（Swartz et al.，2008）。在对三个月和九个月的随访作出评估后，发现：与那些像往常一样接受治疗的来访者相比，接受 IPT-MOMS 的来访者在三个月的随访和九个月的随访中都表现出了较低水平的抑郁症和较高水平的机能。那些接受了IPT 治疗的母亲，其孩子在九个月的随访中也报告了较少的抑郁性症状，这表明：当母亲接受治疗，她们的孩子也可能会间接受到积极的影响。这些学者总结道，IPT-MOMS 对于其孩子正接受精神病学治疗的患有抑郁症的母亲来说，可能是一种非常有前景的疗法。

用 IPT 来治疗其他心境障碍

这个部分将会描述有关 IPT 的改编版本在治疗精神抑郁症（dysthymia）和双相精神障碍（bipolar disorder）时的功效的研究。

精神抑郁症

在心境的范围内，用 IPT 来治疗患有精神抑郁症的个体，结果不一。除了长期的心境症状（这是精神抑郁症的特征）外，患有此种障碍的个体还可能会遭受社交技能缺陷或社会退缩的痛苦。因此，毫不奇怪的是，梅森、马科维茨和克勒曼（Mason，Markowitz，& Klerman，1993）在一项有关用 IPT 治疗患有精神抑郁症来访者的预备性研究中发现，与通常在用 IPT 治疗其他来访者时所看到的相比，人际缺陷更常被定为治疗的焦点；事实上，在这 9 个研究被试中，人际缺陷比其他所有治疗焦点都更常被定为主要的问题领域。梅森的研究小组发现，IPT 有效地缓解了抑郁症的症状，并提高了整体机能。在这项研究的基础之上，针对社交技能缺陷和精神抑郁症的慢性心境症状，马科维茨（1998）把 IPT 改编为 IPT-D，或治疗精神抑郁障碍的 IPT。

IPT-D 坚持了最初的 IPT 格局（Klerman et al.，1984）和医学模型的概念，以让来访者认识到他或她患上了精神抑郁症，这并不是一种生来就有的抑郁性人格或有缺陷的人格，而这些来访者通常会这样认为。治疗师会让来访者认识到，正是精神抑郁症的这些慢性症状，才让他或她无法获得恰当的社交技能。此外，来访者还会认识到，提高社交技能可能具有抗抑郁的效果，这与他或她在保持社会孤立的情况下所产生的体验正好相反（Markowitz，1998）。人们希望，来访者可以将治疗阶段视为一种角色演变，在其中会出现一个从慢性精神抑郁症患者到健康个体的转变（Markowitz，1998）。有时候，这种转变会被视为一种医源性（iatrogenic）角色演变，因为它是临床医生发起的（Weissman et al.，2007）。治疗师可以帮助来访者哀悼失去的精神抑郁症患者的角色，并强调来访者处于和谐状态的新角色（Markowitz，1998）。

尤其是在 IPT-D 中，治疗工作要确认、标准化来访者的情绪，并确定这些情绪是否合理。治疗师经常会采用角色扮演来提高来访者肯定自己的能力（Weissman et al.，2007），尤其是在来访者对自己的感受及其合理性有了更好的理解之后。最后，基于精神抑郁症的慢性本质，治疗师还经常会提供持续治疗或维持性治疗（Weissman et al.，2007）。

在先前研究的基础之上，斯泰纳（Steiner）和同事（1998）证明了 IPT-D 的有效性，他们用 IPT-D（12 次面谈）、舍曲林或 IPT-D 联合舍曲林，在社区背景中对患有精神抑郁障碍的来访者进行了治疗。虽然对单独 IPT 有所反应的参与者比例没有对舍曲林或联合治疗反应的参与者比例那么高（分别是 51%、63%、62%），但是，在这项研究中，IPT-D 确实有效地治疗了很多来访者。因此，单独的 IPT-D 或者联合药物治疗都是相当有效的。对这些数据的进一步分析表明，IPT-D 联合舍曲林不仅产生了抑郁性症状方面最为显著的改变，而且也是最为划算的（Brown et al.，2002）。不过，在最近一项有关纯粹精神抑郁症患者的研究中，接受单独 IPT-D 的来访者的进展并不如接受舍曲林或联合治疗的来访者（Markowitz et al.，2005）。以抑郁性症状的缓解为基础进行打分，大约 35% 接受 IPT-D 的来访者对治疗有所反应，而接受舍曲林或联合治疗的来访者中有超过 55% 对治疗有反应。

这个发现还得到了巴西一项研究的支持，巴西的研究者以 35

位精神抑郁症成年患者为研究对象,比较了吗氯贝胺(moclobemide)联合 IPT-D 与吗氯贝胺联合常规护理的疗效 (de Mello et al., 2001)。在治疗后,两个小组的来访者都有所改善,不过,IPT 联合小组的来访者中表现出了一个不太显眼的趋势,即他们在 12 个星期的随访后还有继续改善的趋势。关于这项研究最为重要的是这一事实,即 IPT-D 已在葡萄牙成功地施行,而且也已经成功地用于巴西的来访者,支持了 IPT 在不同文化中的运用。这里所呈现的发现表明,IPT-D 可能对治疗精神抑郁症有益,但最为有效的策略可能是联合治疗。

双相精神障碍

为了治疗双相精神障碍,研究者将 IPT 改编成人际社会节奏治疗 (interpersonal and social rhythm therapy, IPSRT; Frank, 2005)。IPSRT 在保持 IPT 的结构、形式以及潜在的人际关系焦点的同时,在原版 IPT 中增加了一个社会节奏的成分。增加这个成分的目的在于帮助患有双相精神障碍的个体组织并维持有规则的社会事务或节奏,其基本原理是:日常事务方面的不稳定性会进而破坏生理的节律,而生理节律的破坏是导致躁狂抑郁症发作的因素之一(Frank, 2005)。因此,来访者将关注的焦点集中于调节其日常活动和作息安排,并控制自身的药物治疗,同时,他们会努力地改善当前的人际关系困境。

在 2005 年的一项研究中，弗兰克（Frank）和同事以 175 个患有双相精神障碍或分裂情感性精神障碍（schizoaffective disorder）、躁狂性障碍的来访者为研究对象，比较了联合药物治疗的四种治疗顺序的功效。这四种治疗顺序是：急性和维持性 IPSRT，急性和维持性特别临床管理（intensive clinical management，ICM），急性 IPSRT 和维持性 ICM，急性 ICM 和维持性 IPSRT。虽然这些疗法在时间稳定性方面没有显著的差异，但在对潜在因素混杂变量进行控制后，那些在急性阶段接受 IPSRT 的来访者，不管接受的是哪一种维持性治疗，其幸免于症状的时间都要更长一些，而且在维持性阶段也没有发作新的症状（Frank et al., 2005）。这种效果不可能仅仅只是较长的 IPSRT 面谈的一种机能，因为社会节奏稳定性调解着 IPSRT 较长时间幸免于症状这一效果（$p<0.05$）。

除了家庭聚焦治疗（family-focused treatment）和认知—行为疗法（CBT）之外，IPSRT 也被作为双相障碍系统治疗增强项目（Systematic Treatment Enhancement Program for Bipolar Disorder，STEP-BD）中三种密集型心理治疗之一，而进行了研究。293 位患有甲型或乙型双相精神障碍的参与者中，大约有一半被分到了这些密集型治疗组，而另外的一半被分到了协同护理（collaborative care，CC，一种短程的心理教育干预）组（Miklowitz, Otto, Frank, Reilly-Harrington, Wisniewski, et al., 2007）。所有的参与者都同时接受药物治疗。密集型心理治疗小组的来访者，在九个月的时间内接受 30 次（平均值 =13）每周一次的面谈，或两周一次的面谈，而 CC 小组的那些来访者在六个星期的时间内接受三次面谈。接受密集型心理社会治疗的参与者表现出了更好的康复率，而且康复的速度也比 CC 小组的参与者更快一些（Miklowitz，Otto，Frank，Reilly-Harrington，Wisniewski，et al.，2007）。尽管在康复的时间方面，这三种密集型治疗之间没有显著差异，但这些研究者报告说，这项研究的动力不足以察觉到这些发现。事后单变量比较（post hoc unvariate comparison）表明，IPSRT 明显优于 CC，也明显优于 FFT。

研究者还对这些来访者作了一次更为明确具体的分析，旨在确定密集型心理社会干预对于治疗九个月后的机能结果的影响（Miklowitz，Otto，Frank，Reilly-Harrington，Kogan，et al.，2007）。与 CC 小组的来访者相比，接受这三种密集型心理社会治疗的参与者所报告的在关系机能和生活满意感方面的进展都要更大一些，而且，这些进展取代了人们仅仅根据心境的改善而期望带来的任何变化（Miklowitz，Otto，Frank，Reilly-Harrington，Kogan，et al.，2007）。因此，密集型心理社会干预（包括 IPSRT）对患有双相抑郁症的个体来说，可能是一种有效的治疗策略，可以提高他们的关系机能和生活满意感。

还有研究者考虑将 IPSRT 作为一种单一疗法（monotherapy），用于患有乙型双相精神障碍（BP Ⅱ）的来访者，其基础是：能够有效治疗双相精神障碍的药物治疗的副作用和这一事实，即 BP Ⅱ 患者所面对的挑战也许用心理治疗就可以得到恰当的解决（Swartz，Frank，Frankel，Novick，& Houck，2009）。在一项概念研究试验中，研究者给当前正感到抑郁的 BP Ⅱ 患者进行 12 个星期的 IPSRT，如果来访者没有反应的话，则可以增加药物治疗（Swartz et al.，2009）。研究者还对治疗的心理教育部分作了修正，以反映围绕BP Ⅱ（而不是 BP Ⅰ）的问题。从抑郁性症状、躁狂性症状的缓解，以及整体的疾病严重性来看，这项研究证明了用 IPSRT 来治疗BP Ⅱ 抑郁症的可行性（Swartz et al.，2009）。

　　还有研究者将 IPSRT 改编用来治疗患有双相谱系障碍（bipolar spectrum disorder）的青少年（Hlastala & Frank，2006）。根据 IPT-A（Mufson，Dorta，Moreau & Weissman，2004）改编的人际干预（interpersonal interventions），将关注的焦点集中于当前的人际关系问题，这些问题是青少年时期关注的重要领域。研究者还以五项目的社会节奏公制（SRM，Social Rhythm Metric）（Monk，Frank，Potts & Kupfer，2002）为基础，使用了一个更为短期的针对青少年的 SRM（SRM-A，参见 Hlastala & Frank，2006），同时为了促进健康的青少年行为而增加了三个项目。此外，还增加了一些旨在提高学校机能的干预，包括建立一致的学校日程安排，与学校人事部门就双相精神障碍以及对于膳宿供应或行为支持的需要等问题进行沟通，就学校问题给这些青少年以指导，评估 / 修正对于在患有心理疾病背景下的学校机能的期望。在需要的时候，家庭成员可以一起参加家庭心理教育面谈。治疗师还根据认知 / 社会发展水平，和／或者该青少年的临床严重程度，以及／或者被选为治疗焦点的人际关系问题领域是否是与父母的人际冲突，来鼓励父母参加其他的治疗面谈。赫拉斯特拉和弗兰克（Hlastala & Frank，2006）曾对发展性修正（developmental modification）做过一次深入的评论。

赫拉斯特拉、科特勒、麦克莱伦和麦考利（Hlastala，Kottler，McClellan & McCauley，2010）最近以被诊断患有双相谱系障碍的青少年（13—18 岁）为对象，针对青少年的人际社会节奏治疗（IPSRT-A）进行了一次开放性试验。在 20 个星期的时间里，12个青少年参加了 16 ~ 18 次辅助性 IPSRT-A 面谈。这次开放性试验的结果表明，IPSRT-A 很有希望成为一种能够有效治疗双相精神障碍青少年患者的辅助性心理社会疗法。在 20 个星期的 IPSRT-A治疗结束的时候，参与者在总的精神病学症状、躁狂性症状和抑郁性症状以及整体机能方面都比治疗前有了明显的改善。而且，IPSRT-A 的可行性和可接受性也都很高。目前，为了考察辅助性IPSRT-A 相比于惯常的治疗，对于改善 12 ~ 19 岁双相精神障碍青少年患者的精神病学症状和心理社会机能的效果，有研究者正在进行一项随机控制试验（S. Hlastala，私人通信，2008 年 12 月17 日）。

用 IPT 治疗其他心理健康障碍

我们在这个部分概述的研究，描述了 IPT 在用于治疗焦虑障碍（anxiety disorder）、人格障碍（personality disorder）、物质滥用（substance abuse）和进食障碍（eating disorder）时的功效。

焦虑障碍

研究者已对 IPT 作了修改，用来治疗焦虑，或治疗焦虑抑郁共病的来访者，而且一些初步研究已对此作了探索。IPT 对于患有惊恐障碍（panic disorder）的来访者的效用还不怎么清楚。有研究者进行了一项研究，研究了用 IPT 或去甲替林治疗共病焦虑障碍的重度抑郁症来访者和不共病焦虑障碍的重度抑郁症来访者，研究者报告说，与不共病焦虑障碍的来访者相比，那些共病焦虑障碍的来访者表现出了较差的康复状况（Brown，Schulberg，Madonia，Shear & Houck，1996）。同样，在一项以 134 位患有抑郁症的妇女为对象、确定其对 IPT 之急性反应的预测因素的研究中，费斯克（Feske）和同事（1998）发现，那些没有缓解症状的妇女更可能被诊断为患有终生惊恐障碍，而且她们所报告的当前躯体焦虑水平也更高一些。他们提出，躯体焦虑症状可能是惊恐障碍素质的一个"软标志"，或者它们可能表现为在面对不熟悉的感觉时所作出的恐惧反应。因此，有人提出，用 IPT 来治疗惊恐症状具有一定的挑战性，这是可以证明的。

同样，我们小组（Frank，Shear，et al.，2000）在 2000 年进行的一项研究表明，根据惊恐—广场恐惧症谱系评估自陈式报告（Panic-Agoraphobic Spectrum Assessment，Self-Report，PAS-SR；Cassano et al.，1999；Shear，Rucci，Grochocinski，Vanderbilt & Houck，2000）测量，报告有较高终生惊恐—广场恐惧症症状水平的抑郁症妇女，不太可能对 IPT 作出反应，而且需要更长的时间才能缓解症状。

对于这些发现，齐拉诺夫斯基（Cyranowski，et al.，2005）的反应是，设计了一项预备性研究来检验一种改编版本的人际关系心理治疗在抑郁症并发惊恐症状的个体身上的使用情况（IPT-PS）。这种治疗对最初版本的 IPT 作了改编，提供了有关焦虑症状的心理教育；增加了一些认知—行为策略，包括提供有关焦虑症状的心理教育；以回避行为作为治疗的目标；确认情绪；增强自信；解决与重要他人分离相关的悲痛。这项研究没有设置控制组，而且有可能对那些单独的 IPT-PS 不能使其缓解症状的来访者进行药物治疗；不过，结果表明，接受 IPT-PS 的来访者确实有了一些改善（Cyranowski，et al.，2005）。

同样，在最近的一项研究中，利普希茨（Lipsitz）和同事（2006）将一种修正版本的 IPT 用于治疗惊恐障碍（IPT-PD），其中一个关键的策略是：治疗师将来访者的惊恐症状与其人际关系处境紧密地联系到一起。这些研究者发现，IPT 可以有效地治疗惊恐障碍。此外，考虑到社交焦虑障碍（social anxiety disorder，SAD）的人际关系背景，这个研究小组还用 IPT 来治疗 SAD（Lipsitz et al.，2008）。这个版本的一部分修正包括将人际缺陷问题领域转变为"治疗角色演变"问题领域，其中，承认 SAD 是一种可治疗的障碍，使得来访者能够体验到一种角色改变（Lipsitz et al.，2008）。同用 IPT 来治疗精神抑郁症一样，来访者也需要抛弃认为自己是一个有内在缺陷之人的观点，而认为自己是一个患上了一种可治疗障碍的个体。在这个修正版本中，利普希茨和同事（2008：544）解释说，"有一种气质倾向与早期及后来的生活经验相互作用，导致并维持了 SAD"。2008 年的一项研究随机抽取了 70 位患有 SAD 的来访者，进行 14 次 IPT-SP 或支持性治疗的面谈。和他们的假设相反，这些学者发现，尽管两组来访者的 SAD 症状都确实有所缓解，但接受 IPT 的来访者所获得的收益并不比接受支持性治疗的来访者大。这些学者指出，持续时间较长的 IPT 可能会让这些来访者受益。利普希茨和同事还提出，与通常更为慢性的障碍，如 SAD 相比，IPT 可能更适合于治疗更近发作、发作更为急性的障碍。

博尔格（Borge）和同事（2008）利用利普希茨、马科维茨和谢里（Lipsitz，Markowitz & Cherry，1999）的社交恐惧症 IPT 治疗手册，进行了一项研究，即在住院背景下用 IPT 治疗严重的社交恐惧症（RIPT）。研究者从一家住院治疗诊所选择了 80 位挪威参与者，让他们在团体和个体的背景下（虽然大多是在团体的背景下）接受大约 68 个小时的 RIPT 或住院认知治疗（RCT）。RIPT 治疗整合了团体 IPT（Wilfley et al., 2000）和 IPT-SP（Lipsitz et al., 1997）手册中的一些方面。由于无法获得团体 CT 手册，因此，他们自己对 RCT 作了团体、住院方面的修正。博尔格（Borge）和同事报告说，接受两种治疗的来访者在治疗后或一年的随访中所报告的社交恐惧症状没有什么差异，尽管在两种治疗条件下通过团体治疗环境可能出现的社会暴露（social exposure），混淆了真实的治疗。

　　虽然创伤后应激障碍（posttraumatic stress disorder, PTSD）的大多数治疗方法都包括让来访者暴露在会使其想到创伤性事件的刺激面前，不过也有研究者作了一些初步研究，用 IPT 来治疗 PTSD。布莱贝格和马科维茨（Bleiberg & Markowitz, 2005）以 14 位 PTSD 成人来访者为对象，进行了一项预备性研究，他们让这些来访者接受 14 个星期的 IPT 治疗，并将治疗的特定焦点集中于创伤所导致的人际关系结果。虽然这项研究中没有控制组，但这些学者报告说，所有接受 IPT 的来访者都报告了其 PTSD 症状的缓解；差不多有40% 的来访者缓解了症状，而且差不多有 70% 的来访者对治疗有所反应。这些学者提出，PTSD 的成功治疗，可能并不一定要让来访者暴露在与过去的创伤性事件相关的刺激面前。

　　最近，澳大利亚的研究者进行了一项用团体 IPT 来治疗 PTSD 的开放性试验（Robertson et al., 2007）。罗伯逊、拉什顿、巴特拉姆和蕾（Robertson, Rushton, Bartrum & Ray, 2004）对这次改编作了描述。这次试验的发现表明，那些完成了治疗的来访者在心理悲伤、抑郁性症状，以及一些 PTSD 症状方面都有某种程度的改善。因此，支持 IPT 治疗 PTSD 之功效的证据颇为有限，还需要进一步研究。不过，有一些研究者提出，一种修正形式的 IPT（不管是个体的形式，还是团体的形式），对于一些患有焦虑障碍的来访者可能有所帮助。

人格障碍

还有一些研究者探究了用 IPT 来治疗主要患有抑郁症，且还患有人格障碍或有人格病理症状的来访者。一些研究调查了人格障碍对抑郁症治疗的影响（例如，Zuckerman, Prusoff, Weissman & Padian, 1980），以及人格障碍和抑郁症可能同时出现，甚至使彼此恶化的一些方面（Thase, 1996）。

在一项用 IPT 来治疗抑郁症患者的研究中，比尔登、拉韦尔、布塞伊、卡尔普和弗兰克（Bearden, Lavelle, Buysse, Karp & Frank, 1996）表明，与没有人格病理症状的来访者相比，那些共病人格病理症状的来访者较不可能对这种治疗作出反应，而且，即使确实有反应的，也需要更长的时间才能缓解症状。最近一项用 IPT-M 治疗抑郁症妇女患者的研究表明，与没有人格病理症状的患者相比，那些有人格病理症状的患者报告在其抑郁症最初缓解后复发的比率较高（41% 对 20%），而且症状缓解的时间较短就会复发

（Cyranowski et al., 2004）。在此之前，国家心理健康研究所抑郁症治疗合作研究项目（National Institute of Mental Health Treatment of Depression Collaborative Research Program, NIMH TDCRP; Shea et al., 1990）的发现表明了一个不太明显的趋势，即与那些仅患有抑郁症的来访者相比，同时患有人格障碍的抑郁症来访者的抑郁性症状缓解程度要小一些。

尽管共病人格病理症状可能会伴生一些并发症，但有研究者提出，IPT-M 可以让那些所患抑郁症在先前曾得到过缓解的来访者的人格病理症状缓解（Cyranowski et al., 2004）。在这项对抑郁症妇女患者的维持性治疗中，那些完成了一两年维持性 IPT 治疗且没有复发抑郁症的妇女，其人格病理症状的特征显著减少。不过，这些学者也指出，很可能这些发现并不能像反映个体正常的非抑郁人格之重现那样多的反映人格病理症状方面的某个变化。此外，这些学者还提出，由于治疗，"类似人格障碍的"症状也发生了显著的改变。

最近，马科维茨、斯科多尔和布莱贝格（Markowitz, Skodol, & Bleiberg, 2006）建议，用 IPT 来治疗边缘性人格障碍（borderline personality disorder, BPD）。这些学者指出，IPT 可能尤其适合于治疗 BPD 患者，因为他们所体验到的问题具有人际关系的本质，这些问题通过将关注的焦点集中于社交机能障碍便可以得到改善。这次改编具有一些特征，包括在整个治疗过程中都对终止问题保持觉察（其原因是患有 BPD 的来访者常常因为分离困难而感到苦恼），增加治疗的时间长度，并将关注的焦点集中于该障碍的长期性、自杀行为风险，以及在保护一个联盟的过程中可能会遇到的困难。

马科维茨、斯科多尔和布莱贝格（2006）的主张得到了最近一项研究的支持，该研究比较了用 IPT 和 CBT 来治疗患有抑郁症和 BPD 的个体，这 32 个个体要么接受 IPT 加药物治疗 24 个星期，要么接受 CBT 加药物治疗 24 个星期（Bellino et al.，2007）。这些学者报告说，这两组来访者抑郁症缓解的比例没有什么差异，不过，接受 IPT 的来访者在社会机能方面有更大的改善，而且人际关系问题清单中专横方面或控制性方面，以及侵入性方面或缺乏自信方面的改善也更大（Horowitz, Rosenberg, Baer, Ureño & Villaseñor，1998）。

尽管这里所呈现的有关 IPT 对于抑郁症共病人格障碍来访者之功效的结果不一，但是，如果治疗的时间安排得更长一些，而且在一个维持性背景中进行 IPT，并增强其对长期的、性格方面的困境的关注，那么，人格病理症状会发生改变。

物质滥用

虽然很多研究者都对用 IPT 来治疗有物质滥用症状的来访者感兴趣，但是这种运用已被证明相对困难，其原因很可能是难以找到被试（Rounsaville, Glazer, Wilber, Weissman & Kleber，1983）。

早些时候，朗萨韦尔（Rounsaville）和同事（1985）对IPT作了改编，用来治疗可卡因滥用的个体，他们将这种改编的IPT描述为是一种短期的、聚焦的治疗，强调医学模型（同时使用药物治疗）、对来访者人际关系挑战的关注，以及治疗师的探究性、支持性姿态。这些学者指出，该治疗的目标在于戒除可卡因的使用，并改进策略和与物质滥用有关的人际关系问题作斗争。因此，这些学者解释了用人际关系疗法治疗这个群体的基本原理，因为物质滥用的很大一部分都可能与人际关系问题有关，或者人际关系问题可能预见到了物质的滥用。

虽然他们最初的描述意在治疗可卡因滥用，但这些治疗修正似乎也可能适用于滥用其他物质的来访者。不过，对这个群体的治疗依然相当困难，一方面在于被试中途退出的比率较高；另一方面在于对研究被试的治疗方面，IPT不如其他积极主动的治疗那样成功（Carroll et al.，1991；Carroll et al.，2004）。

最近，马科维茨、科奇什、克里斯托、布莱贝格和卡林（Markowitz, Kocsis, Christos, Bleiberg & Carlin, 2008）以26位精神抑郁障碍和酒精滥用来访者为对象，探究了IPT-D相比于短程支持性治疗（brief supportive therapy，BST）的有效性。两组来访者都报告了抑郁性症状的减少，以及酒精戒断程度的增加。IPT组表现出了抑郁性症状方面的更大改善，但两组在酒精使用程度方面都没有取得显著的进展。因此，尽管IPT-D并不能有效地治疗酒精滥用，但精神抑郁来访者身上存在的酒精滥用，并不会干扰对抑郁性症状的有效治疗。总的来说，我们看到，用 IPT 来治疗有物质滥用问题的来访者相对比较困难。

进食障碍

相反，IPT 已相当成功地用来治疗进食障碍。在 1991 年的一项研究中，费尔贝恩（Fairburn）及同事用 IPT、行为治疗（BT）和 CBT 治疗 75 位患有神经性贪食症（bulimia nervosa）的来访者。在改善吃得过多的频率、抑郁性症状和社会机能方面，IPT 和 CBT 的效果一样好。不过，这些学者总结说，在治疗病态性饮食作乐（bulimia）方面，IPT 不如 CBT 那样有效，因为 IPT 不能解决这种障碍的一些重要特性，如对身形、体重的态度，对食物的企图（Fairburn et al., 1991）。但是，接受 IPT 的个体在急性治疗之后确实表现出了一些改善，而且在治疗后的一年中继续表现出症状的改善。关于这项研究的另一份报告（Fairburn, Jones, Peveler, Hope & O'Connor, 1993）描述了这种效果，发现在急性治疗期间看到的这两种疗法之间在功效方面的差异，在随访期间消失了。这就表明，IPT 可能与 CBT 一样有效，只是这种治疗需要更长的时间才会生效。鉴于进食障碍治疗关注的是认知改变和行为改变（而不是人际关系改变）这些历史焦点，这个发现会让人多少感到有些吃惊（Fairburn et al., 1993）；此外，不将关注的焦点直接地集中于患者的进食喜好或对于身形的态度，也可以成功地治疗神经性贪食症。

为了扩展并更好地理解 1993 年研究的发现，阿格拉斯、沃尔什、费尔贝恩和克雷默（Agras，Walsh，Fairburn，& Kraemer，2000）提出了一个项目，让 220 位患有神经性贪食症的来访者接受 20 个星期的 CBT 或 IPT 治疗。与先前的发现不同，此项研究发现，对于患有此种障碍的来访者而言，CBT 比 IPT 更有帮助。不过，对随访分析的考察表明，IPT 组在急性治疗后表现出持续的改善，而CBT 组在这个时期表现出了轻微的复发，或者没有表现出任何进一步的改善。但是，他们提出，这些发现支持继续使用 CBT（而不是 IPT）来治疗神经性贪食症。

1993 年，威尔夫利和同事进行了一项研究，以 56 位神经性贪食症女性患者为对象，将团体 IPT、团体 CBT 以及候补条件作了对比。这些学者提出，在两个积极治疗的小组中，患者病态性饮食作乐（binge eating）的行为显著减少，而在候补条件组的患者中没有发现这种变化，这就支持了进食行为和人际关系因素在对病态性饮食作乐的治疗中都有一定的作用。以这些结果为基础，威尔夫利的研究小组（2002）进行了一项研究，比较了一个修正版本的IPT-G 和团体 CBT 对于病态性饮食作乐障碍的疗效。患有病态性饮食作乐障碍的参与者被随机地分到团体 IPT 或 CBT，接受 20 次每周一次的团体面谈和 3 次个体面谈。研究发现表明，不管是在急性治疗阶段，还是在一年的随访期间，团体 IPT 和 CBT 对于治疗病态性饮食作乐障碍都同样有效。至于其他有关 IPT 对于进食障碍之功效的研究，其结果通常表明接受 IPT 的来访者获得了一些改善，尽管这种改善可能不如 CBT 的效果。

最后，一些研究者（McIntosh, Bulik, McKenzie, Luty & Jordan, 2000）也支持用 IPT 来治疗神经性厌食症（anorexia nervosa）。他们指出，IPT 和治疗此种障碍的更为传统的疗法都将关注的焦点集中于人际关系问题和家庭机能障碍问题，以此作为减少厌食症状的方法。麦金托什（McIntosh：134）的研究小组解释说，这个小组所面对的挑战可能是"是否容易在 IPT 框架内作出概念化"。

用 IPT 来治疗有医学方面状况的来访者

这个部分将描述一些有关用 IPT 来治疗有医学方面状况的抑郁症来访者之功效的研究。在这里，我们将提供关于用 IPT 来治疗产后抑郁症来访者、共病 HIV 及其他慢性疾病的来访者的信息。

HIV 阳性的来访者

马科维茨和同事创建了一个 IPT 修正版本，用来治疗 HIV 血清反应阳性且共病抑郁症的来访者（Markowitz, Klerman, Perry,

Clougherty & Josephs，1993）。在这个改编版本中，治疗的关注焦点在于如何应对同时患上了两种医学疾病（这里指的是 HIV 和抑郁症）的情况。这些来访者的抑郁症有可能是由于被诊断感染了 HIV 而导致，而且，寿命也可能由于患上这种疾病而缩短。因此，治疗师利用这种改编版本的 IPT，鼓励 HIV 阳性的来访者尽最大可能地利用余下的生命。

这个修正版本的 IPT 最早用于一个以 24 位抑郁症来访者为对象的预备性研究中，这 24 位来访者同时还被诊断出 HIV 血清反应呈阳性，在这项研究中，88% 来访者的抑郁症获得痊愈（Markowitz et al.，1993）。后来，这些研究者将 IPT 用于一项以 101 位表现出抑郁性症状的 HIV 阳性来访者为对象的研究中。研究者用 NIMH TDCRP 作为治疗设计模型，让来访者随机地接受 IPT、CBT、支持性心理治疗（SP）或丙咪嗪（imipramine）加 SP。虽然所有小组的来访者都有所改善，不过，与那些接受 CBT 或单独 SP 的来访者相比，接受单独 IPT 或丙咪嗪加 SP 的参与者的抑郁性症状改善程度明显要大得多（Markowitz et al.，1998）。所以说，IPT 可以有效地治疗 HIV 共病抑郁症的来访者。

慢性疾病

在一个相关的领域，舒尔贝格（Schulberg）的研究小组（1993）

针对一些也报告共病抑郁性症状的患有慢性疾病的来访者，进行了有关 IPT 功效的研究。这些研究是在一个初级医疗保健环境下进行的。研究者指出，这个群体的来访者所体验到的角色演变通常是从一个健康个体到一个慢性疾病患者的角色演变。这种角色演变的一部分是学会接受伴随这一生活演变而出现的变化，并预期将来的成长机会（尽管患有慢性的疾病）（Schulberg et al.，1993）。这些学者还观察到，慢性疾病患者身上存在的未解决的悲伤（unresolved grief）问题，可能与躯体症状有关；"未解决的悲伤通常表现为对于严重的个人疾病或某个重要他人的疾病感到非常焦虑。然后，来访者可能会表现出抑郁性症状，不过却没有意识到这些症状与过去未解决的悲伤之间的关系"（281）。对这些来访者所体验到的未解决的悲伤进行探究，不仅有可能会导致抑郁性症状的缓解，而且还有可能会导致与抑郁症相关的一些躯体症状的缓解。

其他一些研究者之所以建议用 IPT 来治疗患有慢性疾病的个体，是因为 IPT 中包括医学模型和赋予来访者患者角色的策略，这种策略在 IPT 中发挥了很重要的作用（Koszycki, Lafontaine, Frasure-Smith, Swenson & Lesperance，2004）。在一项开放的预备性研究中，研究者用 IPT 来治疗同时患有冠心病的抑郁症患者。所有的参与者都接受 IPT，不过，有一些参与者同时接受抗抑郁药物治疗。研究结果表明，IPT 可以有效地治疗患有冠心病的抑郁症患者，因为患者的抑郁性症状有了明显的缓解，而且事实上，超过一半的参与者在研究结束时症状有了缓解（Koszycki et al.，2004）。由于我们不清楚这些结果有没有可能受到研究中药物治疗的影响，因此还需要用一个控制组来作进一步的检验。

最近，加拿大的一个研究小组进行了一项研究，比较了药物治疗和 IPT 对同时患有冠心病的抑郁症来访者的疗效，这项研究叫加拿大抗抑郁药物和心理治疗之功效的心博随机评价（the Canadian Cardiac Randomized Evaluation of Antidepressant and Psychotherapy Efficacy，CREATE）试验（Lesperance et al.，2007）。在这项研究的心理社会干预设置方面，来访者被随机地分配去接受 12 次每周一次的 IPT 面谈加临床管理（CM），或者仅仅接受 CM。那些接受联合治疗的来访者在接受一次 CM 面谈之后，马上接受 IPT。虽然以前曾成功地用 IPT 来治疗这个群体，但这项研究的发现并没有表明 IPT 的价值高于 CM。不过，这个来访者群体所患抑郁症的严重性（根据 24 项汉密尔顿抑郁量表，得分都在 20 或 20 以上）可能对结果产生了一定的影响。总的来说，在某些背景下，IPT 可以有效地缓解患有慢性疾病的来访者所体验到的抑郁性症状；建议对这种疗效作更进一步的探究。

IPT 对其有效和无效的特定问题及来访者群体

除了少数例外，用修正的 IPT 来治疗特定的障碍都已被证明是成功的。在用 IPT 来治疗患有焦虑障碍（例如，Brown et al.，

1996）、慢性疾病（例如，Koszycki et al.，2004）、物质滥用和依赖（例如，Carroll et al.，1991；Rounsaville et al.，1983）的来访者，以及表现出人格病理症状的抑郁症来访者（例如，Bearden et al.，1996；Cyranowski et al.，2004）时，有些结果不一。不过，即使是这些不一的发现也表明，以后的工作应继续研究将 IPT 用于这些群体，并更进一步地修正 IPT，以更为成功地治疗这些障碍。

如何用 IPT 治疗来自不同文化背景的来访者？

关于 IPT 功效的研究已经表明，这种疗法可以成功地用于不同的来访者（例如，Grote，Bledsoe，Swartz & Frank，2004）。在上面描述过的一项研究中，马科维茨和同事特意检验了种族—心理治疗（ethnicity-psychotherapy）交互作用对治疗结果的影响（Markowitz，Spielman，Sullivan & Fishman，2000）。他们发现，在这个治疗小组中，接受 CBT 的非裔美国人所报告的结果比其他来访者差一些；不过，在 IPT 治疗小组中，非裔美国人和其他来访者所取得的进展一样好。

此外，用 IPT 治疗一个不同的群体，似乎需要作的修正很少，就像其他类型的心理治疗需要作的改编很少一样。马科维茨和斯瓦茨（2007：229）指出，在收集详细的历史和完成人际关系清单时，"治疗师用这个框架就可以很容易发现在来访者的文化中，哪些是'正常的'预期，哪些是'异常的'预期"。总体而言，虽然用 IPT 治疗不同群体时需要作的改编似乎很有限（如果有的话），但是，在对所有来访者的治疗进行概念化时，治疗师有必要考虑到文化规范的因素。下面，我们将描述 IPT 在广泛多样的文化中的适用性。

乌干达的团体 IPT（IPT-GU）

韦尔代利（Verdeli）和同事（2003）描述了团体 IPT 在乌干达农村地区个体身上的运用。他们解释说，这个群体之所以尤其适合于用这样一种疗法，是因为那个地区艾滋病非常流行，这些个体及其家人报告抑郁性症状的比率很高（通常是由于其亲属的疾病而导致），而且，由于医生的缺乏和高额的医疗费用而导致抑郁症难以治疗。他们假设，一种限时的心理社会治疗可能有益于这个地区的抑郁症个体。韦尔代利的研究小组还指出了在一种非西方文化（此种文化与最初设计这种心理治疗的文化迥然不同）中检验 IPT 适用性的重要性。这种修正版本的 IPT 与此种治疗的最初结构非常相似，不过，为了利于非临床医生使用而对它作了简化，而且，格局的灵活性也得到了提高，以适应这个地区生活方式的不同。

这个研究小组不仅考察了在非洲农村地区施行这种治疗的可行性，而且还考察了 IPT 治疗这个群体的功效（Bolton et al.，2003）。来自非洲农村地区 30 个村庄，报告有抑郁性症状的个体接受了团体 IPT，或者像往常一样接受治疗（treatment as usual，TAU），后者包括当地医生提供的治疗、无治疗或住院治疗（这种情况很少）（Verdeli et al.，2003）。研究者根据村庄将这些参与者分成 15 小组男性和 15 小组女性，其中有一半参与者被分配去接受 IPT。治疗小组由当地经过两个星期的强化训练并已经学会实施 IPT 的人指导，这就证明可以成功地训练当地的人来有效地指导IPT-GU（Bolton et al.，2003）。与接受 TAU 的个体相比，那些接受 IPT 的个体表现出了抑郁性症状、整体症状严重性的更大缓解，参与者被诊断为患有抑郁症的比例更小，参与者机能障碍水平更低。这些学者总结道，这个版本的 IPT-G 不仅可以有效地缓解乌干达农村地区群体的抑郁性症状，而且在这种环境中进行这种类型的研究并实施一种西方的治疗也是相当可行的。

用 IPT 治疗农村地区心理健康机构中患有抑郁症的青少年

比尔斯利-史密斯（Bearsley-Smith）和同事（2007）也确定了在农村地区一个心理健康机构中研究用 IPT 治疗抑郁症青少年患者之有效性和可行性的重要性。这些学者指出，虽然 IPT 已被确定为可以有效地治疗城市地区的抑郁症青少年患者，但是，我们在农村地区心理健康机构中看到的青少年通常会表现出更为严重的抑郁症，且由于一些共病障碍而病情恶化，此外，他们可以获得的心理健康治疗非常有限。因此，这个研究小组目前在澳大利亚维多利亚州农村地区进行一项以 60 个青少年为对象的研究，这些青少年将会接受 12 个星期的 IPT-A 或者像往常一样接受治疗（TAU）。这项研究的目的在于确定哪种治疗能够使得抑郁性症状更大程度地缓解，同时评估在农村地区心理健康机构中实施 IPT 的可行性。

用 IPT-B 治疗低收入的围产期抑郁症来访者

除了产后抑郁症会产生有害的影响之外，怀孕期间所患的抑郁症也会对母亲和孩子产生负面的影响。格罗特、布莱索、斯瓦茨和弗兰克（Grote，Bledsoe，Swartz & Frank，2004）确定需要有一种心理疗法来治疗患有抑郁症的怀孕妇女，这些妇女正寻求除药物治疗之外的其他疗法。这些学者指出，相比于与她们相对应的中产阶级妇女，低收入的非裔美国妇女和高加索城市妇女患上围产期抑郁症的风险要大得多，因此，这个群体非常需要某种形式的 IPT。格罗特和同事指出，这种治疗的持续时间应该较短，其原因有二：其一，这些来访者由于觉得难以参加这么多的治疗面谈而中途退出的比率较高；其二，一种持续时间较短的治疗能够激发更为高效地实现目标。这一点与围产期抑郁症尤其相关，因为围产期妇女在孩子出生前通常有着明确的让自己心情愉悦的动机。

因此，格罗特和同事（2004）提出，一种与文化相关的短程形式 IPT（IPT-B）是这个群体的最佳治疗选择。这种方法保持了原版 IPT 的大多数内容，不过将治疗时间缩短为八次面谈，同时省略了人际缺陷问题领域，因为在这个背景中解决抑郁症需要的时间通常比八次面谈所允许的时间要更长一些。治疗将关注的焦点集中于增强来访者的力量，而不是试图根据长期存在的病理症状作出重要的生活改变。格罗特和同事还指出，IPT-B 鼓励使用家庭作业，以支持来访者在面谈之外获得改善。这种治疗与文化相关的方面集中于治疗前参与心理教育的策略、通过缩短治疗时间减轻这个群体的负担、到来访者的妇产科进行治疗或通过电话进行治疗，以及帮助获得社会服务。研究者预测，使用 IPT-B（同时关注文化的相关性）所针对的应该是低收入的非裔美国怀孕妇女和高加索怀孕妇女通常所面对的一些治疗困难。

这个研究小组针对这个群体进行了一项 IPT-B 预备性研究，以检验这种治疗能否满足这群妇女的需要，研究遵循了上面所描述的 IPT 格局（Grote et al., 2004）。在完成了急性试验之后，来访者们接受了六次每月一次的维持性 IPT 面谈。尽管这项研究没有设置控制组，但研究发现表明，那些完成 IPT-B 面谈的来访者在治疗后和产后六个月都表现出了抑郁性症状的明显改善。

最近，这个研究小组进行了一个 IPT-B 试验，并增强了对低收入妇女围产期抑郁症治疗的常规护理（Grote et al., 2009）。这次试验性治疗包括一次参与性面谈、八次 IPT-B 面谈和长达六个月的维持性 IPT 面谈。研究者鼓励接受了增强型常规护理的来访者到她们就诊的妇产科行为健康中心寻求治疗。此外，研究小组的成员每三个星期就与这些来访者联系一次，对其心境进行评估，并鼓励她们接受治疗。研究发现表明，与那些被随机地分配接受增强型常规护理的来访者相比，接受 IPT-B 来访者在孩子出生前和产后六个月都表现出了抑郁症诊断和抑郁症症状的更大缓解，而且，她们在产后六个月表现出了社会机能方面的改善（Grote et al., 2009）。因此，用 IPT-B 来缓解抑郁性症状，既可行，又有效。

随着这部分相对冗长的有关各种修正的描述变得越来越明确，IPT 已被认为有可能治疗大量寻求心理健康治疗的来访者，包括那些患有焦虑障碍、进食障碍、人格障碍和物质使用障碍的来访者。还有研究者对它作了改编，用于不同的格局和团体环境。除了物质使用障碍之外，这些改编中大多数都至少明确地表明有很好的前景，而且，在许多情况下，有大量证据证明了其功效。

以来访者特征为基础支持 IPT 取向功效的研究：哪些来访者有可能从 IPT 中获益？

除了 NIMH TDCRP 研究的主要治疗结果发现之外，索茨基（Sotsky）和同事（1991）考察了一些来访者预测因素（client predictor）对 IPT 治疗结果的影响。在考察社会适应（social adjustment）的作用时，这些学者报告说，社会机能障碍水平较低的来访者比那些社会机能障碍水平较高的来访者对 IPT 有反应的比率要高一些。这些学者还发现，抑郁症严重水平较高且工作机能障碍水平较高的抑郁症来访者，表现出的对 IPT 治疗反应更好（Sotsky et al.，1991）。不过，这个结果是以单个治疗小组内的分析，而不是所有治疗条件下的分析为基础得出的。但是，IPT 可以相当有效地治疗患有更为严重的抑郁症，且机能性工作能力较弱的个体。

在这一章，我们旨在给读者提供有关 IPT 治疗的各种障碍和来访者群体之功效的详尽描述，同时，我们还详尽描述了 IPT 在新异环境中，以及对于挑战性心理问题的适用性。在第 6 章，我们将继续讨论最近对 IPT 所作的一些改编，并考察在将来可以如何成功地使用这种治疗。

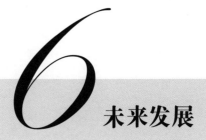

6 未来发展

CHAPTER SIX

鉴于人际关系心理治疗（IPT）过去在治疗抑郁症及其他障碍方面所取得的成功，我们得到了极大的鼓励：未来发展及实施 IPT 各个改编版本的工作将会证明，它将有益于规模和多样性都正不断快速增长的来访者群体。本章突出了目前正在进行的有关 IPT 的一些最近研究，由进行这些研究的研究者描述。本章对这一领域的新发展作了描述。

这些研究中有一些试图在新异的环境中实施"经典的"IPT，而其他一些研究则涉及对 IPT 进行改编，以使其适合于独特的群体或以一种独特的格局来实施 IPT。这些试验中有一些探究了新改编版本的可行性和被接受程度，而那些关注更为确定之 IPT 模型的试验目前则将关注的焦点集中于这种治疗对于不同群体的特异性。这一领域的新发展还突出了预防性 IPT 在危险群体身上的使用，其他一些发展则描述了为界定某种障碍的症状与来访者人际机能障碍之间的关系而作出的努力。读者们将会看到，这一领域的研究涉及了很多地理、种族各异的研究者群体。这项迅速发展的研究说明了 IPT 的吸引力和可行性、它对于大量来访者群体的适用性，以及众多从业者可以毫无费力地使用这种治疗。

改编 IPT 用来治疗其他障碍
用 IPT 来防止体重的过分增加（IPT-WG）

最近有研究者进一步开发了 IPT，用来防止报告出现了失控

（loss of control，LOC）进食模式的青少年体重过分增加（IPT-WG）。我们在青少年当中经常可以看到，失控进食往往与悲伤和肥胖有关（Tanofsky-Kraff，2008），并且预见了一段时间之后体重的过分增加（Tanofsky-Kraff et al.，in press）。从理论上讲，人们认为，失控进食是日后发展出临床进食病理症状，如饮食作乐障碍（binge eating disorder，BED）等风险的标志。为了应对这一挑战，IPT-WG 既利用了 IPT 来预防青少年发展出抑郁症［IPT Adolescent Skills Training（IPT-AST）；Young，Mufson & Davies，2006］，又利用了团体 IPT 来治疗饮食作乐障碍（Wilflet et al.，2000）。这个改编版本还以治疗饮食作乐障碍之心理治疗试验的结果数据为基础，这些试验出人意料地发现，患有此种障碍的个体在停止饮食作乐之后，在治疗期间和（或者）治疗之后都倾向于保持其体重不变（Agras et al.，1995；Agras，Telch，Arnow，Eldredge & Marnell，1997；Devlin et al.，2005；Wilfley et al.，1993；Wilfley et al.，2002）。研究者假设，对青少年失控进食的治疗可以缓解体重的过分增加，并且可以预防进食障碍综合征（Tanofsky-Kraff et al.，2007）。

　　针对青少年（12—17 岁）的 IPT-WG 是由一个 4 ～ 6 个成员的研究小组发展起来的，它保持了传统 IPT 的关键成分。研究者特意发展出这个改编版本来满足女性青少年的特定需要，这些女性青少年成年后患上肥胖症的风险很高，因为她们的体重指数高于平均值，而且她们都报告有失控进食行为。IPT-WG 将关注的焦点集中于心理教育、沟通分析、角色扮演，以及教授一些人际沟通技巧（Young & Mufson，2003）。在填写人际关系清单阶段，研究者用了一个"亲密圈（closeness circle）"（Mufson，Dorta，Moreau，et al.，2004）来确定参与者的重要关系。以治疗饮食作乐障碍的 IPT 为基础，IPT-WG 在整个研究期间一直都将关注的焦点集中于把消极情感与失控进食、个体由于一些暗示（而并非饥饿）而进食的次数，以及对于体形和体重的过度关注联系到一起（Wilfley et al.，2000）。此外，在团体项目之前，研究者会单独和参与者讨论有关个体进食、体重相关问题及生活事件的时间线（M.Tanofsky-Kraff，私人通信，2008 年 12 月 11 日）。

预防性 IPSRT-A

基于针对青少年的人际社会节奏治疗（IPSRT-A）明显有可能治疗已经被诊断为双相精神障碍的青少年患者（Hlastala & Frank，2006），匹兹堡大学和华盛顿大学的一群研究者开始了一项试验，研究了 IPSRT-A 作为一种预防性治疗对于有患上双相精神障碍风险之青少年的疗效。这次试验的基本原理有一部分基于众多表明脆弱个体不好的睡眠和社会节奏调节（尤其是在压力很大的时期）与躁狂症和抑郁症的发作有关的研究。鉴于青春期是以社会常规和作息模式的显著改变为特点的时期，而且也是疾病发作的一个关键发展阶段，因此，我们可以证明这个时期是预防性干预的最佳时间，这些干预的目的在于稳定那些有患上双相精神障碍风险之青少年的社会节奏。

研究表明，发展出双相精神障碍的一个最为有力的危险因素是阳性的家族病史。因此，我们（匹兹堡大学的 Goldstein，Frank，Axelson & Birmaher，以及华盛顿大学的 Hlastala）进行了一项开放的预备性治疗发展试验，审查 IPSRT（Frank，2005；Hlastala & Frank，2006）对很可能患上双相精神障碍的青少年（因为其与此种疾病的患者是一级亲缘关系）来说，是否适用于作为一种预防性的干预。研究者设计此种治疗的修正版本，针对的是危险人群的独特需要，同时包括缩短治疗时间，并整合动机策略。研究者还收集了数据资料，以评估症状、睡眠、能量以及心理社会机能的改变。这种干预看起来相当可行，而且，早期的案例表明，聚焦于稳定日常节奏和人际关系的 IPSRT 治疗，对于很可能患上双相精神障碍的青少年来说也许很有益（T.Goldstein，私人通信，2008 年 12 月 8 日）。

以家庭为基础的 IPT

青春期前患上抑郁症会增加青春期和成年期复发抑郁症的风险，尤其是当抑郁症有很强的家庭负载时更是如此。目前，一种聚焦于家庭、从发展性方面看相当适合的 IPT 修正版本已完成概念化，并于最近以青春期前的抑郁症儿童及其父母为对象进行了试验（参见，Dietz，Mufson，Irvine & Brent，2008）。IPT 为解决家庭中令人痛苦的人际情境提供了一个独特的治疗框架，同时教给了青春期前的儿童及其父母更为有效的沟通方式和问题解决策略，而这很可能会减少与抑郁症复发相关的人际关系痛苦。

　　尽管以家庭为基础的人际关系心理治疗（family-based interpersonal psychotherapy，FB-IPT）坚持了 IPT-A 的结构和指导性原则，但对问题领域作了拓展，以反映家庭或发展的背景，同时为了促进双向地讨论人际关系应激源对心境及抑郁性症状的影响。FB-IPT 还由于以下这些因素而进行了改编：①和父母一起进行面谈以及双向面谈的数量日益增多；②叙事技术的使用；③针对共病焦虑障碍的来访者所进行的等级人际关系试验增多。

　　有研究者以青春期前患有抑郁症的门诊儿童病人为样本，进行了一项开放性的治疗试验，以评估 FB-IPT 的可行性、可接受性和临床结果（Dietz et al.，2008）。父母可以选择让他们还未进入青春期的孩子仅接受 FB-IPT，或者同时接受 FB-IPT 和抗抑郁药物治疗，结果发现，其孩子同时共病焦虑障碍的家长更明显地偏爱于联合治疗。FB-IPT 的治疗达标率较高（88%）；仅接受 FB-IPT 的来访者与同时接受 FB-IPT 和药物治疗的来访者同样可能出现抑郁性症状和焦虑症状的显著缓解，并都可能体验到整体机能的显著改善。有关 FB-IPT 的进一步研究需要确立其除惯常门诊治疗之外的功效、不同培训水平的儿童临床医生对这种方法的使用，以及其在有恰当动力的随机控制试验（这些试验能够检测到群体的差异）中的运用（L.Dietz，私人通信，2009 年元月 6 日）。

用团体 IPT 来治疗共病物质滥用和重度抑郁症的女囚犯

IPT 尤其适合于同时患有抑郁障碍（depressive disorder，DD）和物质使用障碍（substance use disorder，SUD）的女囚犯的治疗需要，因为她们的需要中有很多都具有人际关系的本质。共病 DD-SUD 的女囚犯通常会面对一些人际关系困境（Substance Abuse and Mental Health Services Administration，1999；U.S.Department of Justice，1999），以及一些有害的依赖（Holtfreter & Morash，2003）。布朗大学的约翰逊和兹洛特尼克（Johnson & Zlotnick）的一项研究中所使用的 IPT 团体（IPT-G）治疗，以一本改编自威尔夫利及同事(2000)的手册为基础，旨在满足女囚犯特定的治疗需要，并特意努力地改善其在监狱内和监狱外的社会支持。

这个研究小组对用于该群体的 IPT-G 所作的主要修正，在于面询的时间安排。因为很多女囚犯服刑时间很短（只有几个月），因此就需要压缩治疗的时间。在威尔夫利的建议之下，这些团体中的女性参加了一次个体的团体前（pregroup）、团体中（midgroup）、团体后（postgroup）面谈。这 24 次团体面谈的安排是这样的，即在这些女囚犯被释放出来的前八周，每周进行三次面谈。由于这些女囚犯通常会回到充满冲突且具有高风险的人际关系环境，因此，研究者还在这些女囚犯被释放出来以后进行六个星期的个体面谈，每周一次。

有关改变本身的 IPT 理论似乎很自然地适合于这些被带来接受治疗的女囚犯的问题。她们自发地报告说，那些将抑郁性症状与 IPT 问题领域（Wilfley et al., 2000）联系到一起的个体化书面案例阐释，有助于组织她们的 DD-SUD 体验和治疗努力。常见的团体讨论主题主要集中于人际关系，而且问题领域焦点也似乎与这个群体尤其相关。就像在所有的治疗团体中一样，重要的是要让来访者感觉舒适，不过，对这个团体而言，安全感（safety）在此背景下至关重要，因为这些女囚犯大多数都有一段创伤经历。最后，这个研究小组还努力地帮助这些女囚犯解决在团体内所遇到的冲突。对于大多数团体来说，这些冲突的时刻提供了强有力的体内（in vivo）体验，可以让她们学会沟通的技巧、解决冲突的方式，并最终学会信任（J.Johnson，私人通信，2008 年 12 月 12 日）。

在社区心理健康机构中用 IPT 来治疗有创伤的抑郁症妇女

在社区心理健康中心，前来寻求治疗的人中大部分都是有多方面创伤经历（包括儿童期所遭遇的性虐待）的抑郁症妇女。在这个来访者群体身上，抑郁症往往持续时间较长，比较难治，而且，常常伴有其他的障碍和挑战。有研究者在一个社区心理健康中心，以曾有性虐待经历的抑郁症妇女为研究对象，检验了 IPT 的疗效。一项无控制的先导研究表明，IPT 是可行的，有益于这些研究被试，其抑郁症和心理机能都能有了显著的改善（Talbot et al.，2005）。

目前，有研究者正进行一项随机的控制试验，将 IPT 与某社区心理健康中心（community mental health center，CMHC）中的常规护理进行比较。在这个改编版本中，为了满足这个特定群体的需要，研究者增加了四个成分：延长治疗的持续时间；人际模式的问题领域；社会文化阐释；介入分析。社区机构中的创伤 IPT（IPT-Trauma in Community Setting，IPT-TCS）这个术语通常用来指经过这四个方面修改的人际关系心理治疗。延长治疗的持续时间，与 CMHC 中出勤模式的现实相匹配。先导研究的结果表明，治疗参与程度不高，是因为受到了社会障碍，尤其是因接受心理健康护理而产生的耻辱感，以及与创伤经历相关的羞耻感的极大影响。介入分析是指在最初的面谈中，使用一些 IPT 策略帮助来访者克服障碍，进而参与治疗。基于在对低收入妇女和少数妇女的治疗阐释中需要明确文化因素，因此，社会文化阐释便是一种对 IPT 人际关系阐释的细化处理，主要关注于文化因素对来访者人际关系问题和抑郁症的影响。最后，人际模式的问题领域是对 IPT 问题领域之一所作的专门针对创伤的修正，以处理与人际创伤相关的由来已久的人际模式（N.Talbot，私人通信，2008 年 12 月 17 日）。

用 IPT 治疗患有抑郁症和慢性疼痛的妇女

抑郁症与慢性疼痛非常普遍，严重的会使人丧失能力，且通常是共病的，治疗抑郁症的方法和治疗慢性疼痛的方法，对于同时患有抑郁症和慢性疼痛的来访者都没有什么效果。而治疗同时患有抑郁症和慢性疼痛的来访者的心理社会方法至今还没有发展出来，也没有得到验证。低收入的妇女同时患上这两种疾病的风险越来越大，而且很可能会到初级保健医生或妇科医生那里寻求治疗。甘布尔、贾尔斯、波列修克、塔尔博特和兹洛特尼克（Gamble，Giles，Poleshuck，Talbot & Zlotnick）进行了一项研究（E.Poleshuck，私人通信，2008 年 12 月 12 日），该研究的对象是 16 位低收入，同时患有重度抑郁症和慢性骨盆疼痛的妇科患者，目的是评估用人际关系疗法治疗抑郁症与疼痛（IPT-P）的可行性、依从性和可接受性。

此外，研究者还对 IPT 作了一些治疗调整，包括一种短程的治疗形式，治疗时间最多只有八次面谈。研究者就在妇科医生的办公室里接待这些患者，并在 36 个星期的时间里按照这些患者自身的步调完成面谈。这些研究者还根据需要，扩大服务的范围，如提供交通、照看孩子、灵活的治疗安排，以及电话咨询等。此外，他们还增加了一个"健康自我改变"的问题领域，并基于个体来访者的治疗目标，整合了认知—行为疼痛管理策略。初步的发现表明，尽管这些妇女可能在治疗之后并没有完全从抑郁症中恢复过来，但抑郁症有了适度的改善。这个研究小组目前正进行一项随机控制试验，以 60 位同时患有抑郁症和慢性骨盆疼痛的妇科患者为对象，比较 IPT 与惯例的强化治疗的效果。他们的目标是用 IPT-P 来治疗同时患有抑郁症和疼痛的低收入妇女，缓解由于抑郁症共病疼痛的有害影响而导致的痛苦和损失，评估 IPT-P 的效果，并加以宣传。

用 IPT 治疗体象障碍（IPT-BDD）

体象障碍（body dysmorphic disorder，BDD）指的是专注于想象的或轻微的外表缺陷，导致临床上明显的悲痛，或损伤社会、职业或其他重要领域的机能。人际缺陷是 BDD 中常见的问题（Phillips，1996）；有一些患有 BDD 的来访者在社会性方面会变得极端孤立，甚至待在家里，从不出门（Phillips & Diaz，1997；Phillips，McElroy，Keck，Pope & Hudson，1993）。尽管几乎没有什么方法能够有效地治疗此种障碍，但 IPT 是一种很有希望解决 BDD 来访者忧虑的方法，特别是因为研究已经表明，IPT 可以有效地治疗与 BDD 有很多相似之处，且很可能与 BDD 有关的障碍（Phillips，1996；Phillips，McElroy，Hudson & Pope）。

目前，有研究者基于在以后更大的临床试验中将会发展出一种新的手册化治疗并对其加以评估，正对 IPT-BDD 手册进行先导验证。IPT-BDD 遵循了治疗抑郁症的标准 IPT（Klerman et al.，1984）的三个阶段，将面谈的时间扩展至连续不断的 19 个星期，每个星期一次面谈。在最初的面谈中，有一个特定的焦点，即 BDD 得以发展和维持的人际关系背景。在最初阶段结束时，通常会确定一个问题领域焦点。

IPT-BDD 中间阶段所关注的焦点集中于解决与来访者当前症状最为相关的人际关系问题领域（多个问题领域）。对 IPT-BDD 所作的一些具体修正主要集中于 BDD 与一些人际缺陷之间的联系，包括：①社会隔绝（Phillips，1996），②低自尊（Phillips，Pinto & Jain，2004），③缺乏自信（Phillips & McElroy，2000），④对排斥反应的敏感性（Phillips，Nierenberg，Brendel & Fava，1996），⑤无能感。同时，还作出了三个具体的改变来处理缺陷、回避和不自信：①建立外表关注与社会问题之间的联系，同时探索具体的建议来减少社会回避；②将关注的焦点集中于来访者—治疗师关系；③将精选的、高度兼容的 CBT 技术与 IPT 整合到一起。

此外，IPT-BDD 还扩大了 IPT 问题领域。例如，借用为治疗精神抑郁来访者而对 IPT 所作的修正（Markowitz，1998），治疗师可以将关注的焦点集中于一种治疗演变（例如，从患者角色演变至更为健康、更具适应性的角色），这种演变涉及来访者学会新的机能来发展出一种对他人更为自信、不回避的态度。悲伤／丧失领域也得到了扩展，"健康自我的丧失"（Frank et al.，2005）和"身体完美的丧失"也被并入了其中。治疗师的任务是帮助来访者为这些丧失而哀悼。在过渡／终止阶段，治疗师会明确地讨论疾病的易复发性，并确定防止复发的策略。治疗师会再次检查所取得的进展，

治疗的收益便因而得到了强化（E.Didie，私人通信，2008 年 12 月
18 日）。

　　正如本章全部内容所表明的，目前研究者正对 IPT 进行改编，
以用于新的环境和来访者群体，这些来访者群体很可能受益于一种
有效疗法的实施。这些改编版本代表了将来有可能使用 IPT 的许多
方面的一部分。

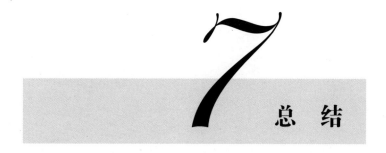

7 总 结

CHAPTER SEVEN

　　我们希望，我们所描述的人际关系心理治疗（IPT）是一种短期、聚焦的心理治疗，这种治疗已经证明可以成功地治疗抑郁症和其他一些精神障碍。此外，我们希望这里所提供的信息可以给读者武装上在临床实践中实施 IPT 所需的各种资源。使用来自人际关系流派（例如，Meyer，1957；Sullivan，1953）的治疗策略作为缓解精神病理学症状的手段，同时可以让来访者和临床医生凭直觉就可以理解和领会。除了提供利用这种治疗方法所需的知识以外，我们还致力于给读者灌输这样一种观念，即基于人际关系背景的心理治疗工作不仅可以让来访者受益，而且可以让从业者的职业变得更为丰富。

　　IPT 潜在的前提是人际关系问题与来访者精神病理学的发展、维持之间的关系，就像最初克勒曼和同事（1984）发展出 IPT 来治疗抑郁症，旨在改善社会角色障碍和改进存在机能障碍的人际关系策略的治疗工作，可以有助于缓解来访者的抑郁性症状。因此，来访者抑郁症的缓解和人际处境的改善，是治疗的主要目标。虽然关注于来访者的人际关系自然包括对来访者过去的探究，但以前的社会联系只有在对当前有预示作用时才会成为治疗的焦点。

　　正如前面所讨论的，IPT 是由克勒曼、魏斯曼及其同事在 20 世纪 60 年代进行的一项研究发展而来。这些研究者所进行的这项研究真的破了天荒，鉴于当时有关抑郁症和抑郁症治疗的研究状态，尤其如此。这个小组研究的特点之一便是这种全新的意图，即给所有的研究参与者提供标准化治疗。这就意味着临床医生要遵从一个一致的治疗方案，实施的过程只要根据每个来访者的需要稍作改动即可。而且，虽然 IPT 植根于精神病学的人际关系流派，但具体的 IPT 策略和战略的发展却来源于对专家级临床医生工作的观察，而不是建构某种治疗以符合某一特定抑郁症理论的结果。克勒曼和魏斯曼为了发展出一种治疗，而在那些看似成功地治疗了抑郁症来访者方法的基础上，综合所观察到的东西，给临床医生带来了一种天生具有吸引力的干预。

治疗的焦点可以是最近发生的重大生活事件，也可以是过去发生但至今依然没有解决的生活事件。当事件涉及某个深爱之人的死亡时，这种说法尤其正确。同样，个体所感觉到的社会支持也可能在对治疗的概念化和治疗师对治疗策略的选择中发挥一定的作用。当个体感觉来自某个重要他人的社会支持缺乏时，这一点可能尤其重要。

治疗重度抑郁症的 IPT 通常持续 16 ～ 20 次面谈，这促成了其优势所在：一种短期但却依然能够带来重大治疗进展的治疗。IPT 的另一个优势在于其灵活性。虽然对一些来访者的治疗是以限制时间的方式进行，但也存在这样一种可能性，即如果需要的话，来访者也可以回过头来接受维持性治疗。这样，治疗师和来访者就可以对治疗作出调整，以最大程度地符合个体的需要。同样，较为短程的 IPT 形式可能适合于难有时间参与的（difficult-to-engage）来访者。在用 IPT 治疗不同年龄、不同背景的来访者，以及那些表现出一系列不同障碍的来访者时，我们也可以看到这种灵活性。IPT 治疗的其他关键特征包括医学模型、患者角色以及心理教育的使用。

IPT 治疗师通常采取一种富有同情心的、支持性的、积极主动的姿态。治疗工作表现为治疗师与来访者之间的协作。治疗师有时候可以充当专家，以"啦啦队队长"的角色支持来访者；不过，来访者有时候也可以优先选择治疗的问题领域焦点。治疗师期望来访者能够表现出对治疗的承诺，并愿意积极主动地参与治疗。当然，IPT 还有一个特点，即使用了治疗的四个问题领域，这缩小了治疗工作的焦点，并给来访者的人际挑战提供了一个背景。

IPT 中所使用的一些策略通过使用情感探究和引出细节，旨在探索来访者的体验。IPT 治疗师采用的其他一些积极主动的策略可能包括探究选项或决策分析、角色扮演，以及沟通分析。虽然 IPT 中通常不处理移情问题，但临床医生可以利用治疗关系给来访者示范如何与其生活中的重要他人互动。

我们希望，这本专著同时也表明了 IPT 对于一系列来访者群体和障碍的适用性。IPT 可以有效地治疗抑郁症（不管是在急性的背景中，还是在维持性背景中），也可以有效地治疗不同年龄的来访者。此外，IPT 或各种修正版本的 IPT 都已被证明可以有效地治疗产后抑郁症、双相精神障碍和进食障碍，也可以有效地用于团体环境。对于用 IPT 治疗患有焦虑障碍、人格障碍和述情障碍的来访者，也有一些不一的评论。不过，我们预期，有关 IPT 修正版本的进一步研究，将会让 IPT 成功地用于治疗历史上用人际关系方法较难治疗的一些障碍。

在有关 IPT 的近期工作中，最为显著的发展可能包括用 IPT
来治疗世界各地不同的团体，且由在这些文化中土生土长的个体来
实施。这项工作已经表明，不仅一种人际关系治疗方法可以给不同
的来访者带来缓解，而且来自西方文化和非西方文化的从业者都可
以有效地实施这种治疗。这一成功表明了 IPT 的普遍性，以及它为
大量遭受心理挑战的个体所接受的可能性。过去 40 年，心理健康
领域见证了 IPT 的成长与发展，以及它被接受为一种可以有效治疗
抑郁症及一些其他障碍之方法的过程。我们相信，心理学家们将会
接受 IPT，并承认其在临床实践中对于来访者的可行性、可接受性
和功效。

附录1 关键术语表

述情障碍（alexithymia） 一种情绪障碍，处于这种情绪障碍的来访者会体验到难以识别、区分及描述各种感受，且难以将躯体感觉与情绪区分开来（Lanza di Scalea et al., 2006）。

沟通分析（communication analysis） 一种短期的IPT策略，用来帮助来访者确定他或她的人际沟通在哪个地方出了问题，以改善将来的沟通。在沟通分析中，治疗师通常会要求来访者精确地叙述他或她与另一个人之间的对话，以确定来访者不适宜的沟通策略并寻找需要改善的领域（Weissman et al., 2007）。

决策分析（decision analysis） 一种IPT策略，治疗师用这种策略帮助来访者在一个困难处境中确定并权衡潜在的选择，以作出合理的决定。治疗师还可以帮助来访者发现之前可能没有想到的新选择（Weissman et al., 2007）。

瓦解（dissolution） 角色冲突的一个阶段，处于这个阶段的关系已经遭到了永久性的伤害，冲突已经不可能解决（Weissman et al., 2007）。

鼓励情感的表达（encouragement of affect） 一种IPT策略，治疗师用这种策略鼓励来访者探索、表达他或她的情绪。这不仅可以让来访者承认先前没有识别出的情绪，而且还可以促进对于不可改变之痛苦情绪的接受。

僵持（impasse） 角色冲突的一个阶段，在这个阶段，坦诚的沟通已经停止，且已经被潜在的愤怒感和怨恨感所取代，不过，冲突还是有可能解决（Weissman et al., 2007）。

人际缺陷（interpersonal deficits）　　IPT 的问题领域，所关注的焦点是来访者有限的和（或者）不适当的社会接触、孤立感以及可能慢性的抑郁症。治疗策略包括确定过去社会关系中的不适宜模式，将来访者与治疗师之间的互动用作来访者通常如何与他人互动的一个模型。治疗师用这些策略来提高来访者形成并维持社会关系的能力。

人际关系清单（interpersonal inventory）　　治疗开始时进行的一种评估，治疗师和来访者一起确定来访者过去和现在生活中最为重要的个体，并探索来访者与这些人之间关系的本质（Weissman et al., 2007）。

人际关系疗法（interpersonal psychotherapy, IPT）　　杰拉德·L. 克勒曼、米尔纳·M. 魏斯曼及其合作者发展出来用来治疗抑郁症的短期、聚焦的心理治疗（Klerman et al., 1984；Weissman et al., 2000, 2007）。

IPT-A（IPT-A）　　修正用来治疗青少年的 IPT（Mufson et al., 1993；Mufson, Dorta, Moreau, et al., 2004）。

IPT-AG（IPT-AG）　　针对青少年的团体 IPT（Mufson, Gallagher, et al., 2004）。

IPT-B（IPT-B）　　缩短至大约八次面谈的短程 IPT。已被用来治疗低收入的围产期抑郁症来访者（Grote et al., 2009）。

IPT-D（IPT-D）　　修正用来治疗精神抑郁症的 IPT（Markowitz, 1998）。

IPT-G（IPT-G）　　修正用于团体环境中的治疗的 IPT（Wilfley et al., 2000）。

IPT-GU（IPT-GU）　　修正用来治疗乌干达农村地区一个团体环境中的抑郁症个

体的 IPT（Bolton et al., 2003；Verdeli et al., 2003）。

IPT-LL（IPT-LL） 修正用来治疗老年人的 IPT（用于老年抑郁症的 IPT；Miller, 2008）。

IPT-M（IPT-M） 修正用于维持性治疗的 IPT（Frank, 1991）。

IPT-MOMS（IPT-MOMS） 修正用来治疗其孩子正接受心理健康治疗的患有抑郁症的母亲（Swartz et al., 2006, 2008）。

IPT-PS（IPT-PS） 修正用来治疗共病惊恐谱系症状的抑郁症的 IPT（Cyranowski et al., 2005）。

IPT-SP（IPT-SP） 修正用来治疗社交恐惧症的 IPT（Lipsitz et al., 1997）。

IPSRT（IPSRT） 人际社会节奏治疗；根据 IPT 改编，打算用于治疗患有双相精神障碍的个体（Frank, 2005）。IPSRT 增加了一个社会节奏焦点，意在稳定来访者的日常事务和作息循环。

IPSRT-A（IPSRT-A） 修正用来治疗青少年的 IPSRT（Hlastala & Frank, 2006）。

非交互性角色期望（nonreciprocal role expectations） 通常根据治疗焦点集中于角色冲突的来访者来确定；来访者所持有的期望不为冲突的另一方所共有，而冲突另一方所持有的期望也不为来访者所共有。

问题领域（problem areas） 治疗的一个焦点，将来访者近期的人际困境与其抑郁症的发作联系起来。将来访者与抑郁症相关的困境分到四个问题领域（未解决的悲伤、角色演变、角色冲突以及人际缺陷），是治疗师用来将来访者的抑郁置于人际关系背景中，并将关注的焦点集中于治疗工作的方式。

惹人恼火的动因（provoking agents）　个人生活中一些重大的长期困境或分离的事件（Brown & Harris，1978），这些因素会暂时性地与抑郁症的发作相关联；这些因素与易感因素结合到一起，有可能会导致抑郁症的产生。

重新商议（renegotiation）　角色冲突的一个阶段，在这个阶段，冲突双方承认了差异和问题的存在，并对其进行坦诚的讨论（Weissman et al.，2007）。

角色冲突（role disputes）　IPT 问题领域，在这个问题领域中，来访者患上抑郁症的根源与某个重要他人的冲突有关。冲突的中心往往是对于来访者和（或者）重要他人之社会角色的概念化产生的分歧。冲突的两个个体之间常常存在着非交互性角色期望。治疗策略通常包括改善沟通、评估当前的关系期望，并与冲突的另一方就新的期望进行商议（Weissman et al.，2007）。

角色演变（role transitions）　IPT 问题领域，在其中，治疗所关注的焦点集中于来访者社会角色方面出现的难以处理的演变。治疗策略通常包括对原有角色作现实性的评价、承认角色演变是一种丧失、以乐观的视角思考新的角色、确定新角色的积极特征，并努力帮助来访者掌控新的角色。

患者角色（sick role）　帕森斯（Parsons，1951）提出的一个概念，使来访者免除一些社会义务和责任，并促使他或她把自己认同为一个正处于不合社会需要之情绪状态，且需要帮助的个体。这种角色还暗含着这样一层意思，即来访者愿意配合卫生保健提供者（care provider），努力让自己康复。

未解决的悲伤（unresolved grief）　IPT 问题领域，关注的焦点在于对某个深爱之人的死亡的未解决的反应。治疗的策略包括辨别出并回想与死者有关的回忆，体验与那些回忆有关的感受，逐渐地放开过去与死者有关的体验，并走向发展新的关系和生活体验。

易感因素（vulnerability factors）　潜在的压力，与惹人恼火的动因结合到一起，有可能会导致抑郁症的产生（Brown & Harris，1978）。

附录 2　本书部分词语英汉对照表

Acute depression　　　　　　　　　　急性抑郁症

Adaptation，IPT，other disorders and　适应，IPT，其他障碍和

　body dysmorphic disorder（IPT-BDD）　体象障碍（IPT-BDD）

　depressed women with chronic pain　同时患有慢性疼痛的抑郁症妇女

　depressed women with trauma　　　有创伤的抑郁症妇女

　dysthymia IPT treatment（IPT-D）　对精神抑郁症的 IPT 治疗（IPT-D）

　family-based IPT　　　　　　　　以家庭为基础的 IPT

　family-based interpersonal psychotherapy（FB-IPT）

　　　　　　　　　　　　　　　以家庭为基础的人际关系疗法（FB-IPT）

　group setting，IPT in（IPT-G）　团体背景，中的 IPT

Interpersonal and Social Rhythm Therapy for Adolescents（IPSRT-A）

　　　　　　　　　　　针对青少年的人际社会节奏治疗（IPSRT-A）

Interpersonal and Social Rhythm Therapy（IPSRT）

　　　　　　　　　　　人际社会节奏治疗（IPSRT）

IPSRT　　　　　　　　　　　　IPSRT

IPSRT-A　　　　　　　　　　　IPSRT-A

IPT-A　　　　　　　　　　　　IPT-A

IPT-AG　　　　　　　　　　　IPT-AG

IPT-B　　　　　　　　　　　　IPT-B

IPT-D　　　　　　　　　　　　IPT-D

Behavioral activation　　　　　　　　行为激活

Bernal，G.　　　　　　　　　　　　伯纳尔

Binge eating disorder（BED）　　　　饮食作乐障碍（BED）

Bipolar disorder　　　　　　　　　　双相精神障碍

Bleiberg，K.　　　　　　　　　　　布莱贝格

Blom，Marc　　　　　　　　　　　　布洛姆，马克

Body dysmorphic disorder（BDD）　　体象障碍（BDD）

Borderline personality disorder（BPD）　边缘性人格障碍（BPD）

Bowlby，John　　　　　　　　　　　鲍尔比，约翰

Brief IPT（IPT-B）　　　　　　　　　短程 IPT（IPT-B）

Brief supportive therapy （BST）　　　短程支持性治疗（BST）

Brown，G.W.　　　　　　　　　　　布朗

Bulimia　　　　　　　　　　　　　　病态性饮食作乐

Canadian Cardiac Randomized Evaluation of Antidepressant and Psychotherapy
Efficacy（CREATE ）Trial

　　　　　　　　　　　　　　　　加拿大抗抑郁药物和心理治疗之功效的心
　　　　　　　　　　　　　　　　搏随机评价（CREATE）试验

Carlin，A.　　　　　　　　　　　　卡林

Carlson，Jon　　　　　　　　　　　卡尔森，乔恩

Case example，long-term client　　　案例，长期的来访者

Ceroni，Giuseppe Berti　　　　　　切罗尼，朱塞佩·贝尔蒂

Challenges of IPT　　　　　　　　　IPT 的挑战

Characteristics，therapeutic relationships 特征，治疗关系

　 “Cheerleader” role　　　　　　　 “啦啦队队长”的角色

Cherry，S.　　　　　　　　　　　　谢里

Chevron，Eve.　　　　　　　　　　谢弗龙，伊夫

Childhood experiences　　　　　　　儿童期经验

brief description of	简要描述
treating depression	治疗抑郁症
IPSRT	IPSRT
IPSRT-A	IPSRT-A
IPT-A	IPT-A
IPT-AG	IPT-AG
IPT-B	IPT-B
IPT-D	IPT-D
IPT-G	IPT-G
IPT-GU	IPT-GU
IPT-M	IPT-M
IPT-MOMS	IPT-MOMS
IPT-PS	IPT-PS
IPT-SP	IPT-SP

IPT-Trauma in Community Settings（IPT-TCS）

Klerman，Gerald L.	克勒曼，杰拉德
Kocsis，J.H.	科奇什
Kraemer，H.C.	克雷默

Lanza di Scalea，T.	兰扎·迪·斯卡莱亚
Late-life depression	老年抑郁症
Levenson，J.	利文森
Life events	生活事件
Lipsitz，J.D.	利普希茨
Long-term client，case example	长期的来访者，案例
Loss of control（LOC）eating	失控（LOC）进食

丛书主编简介

乔恩·卡尔森（Jon Carlson），心理学博士，教育博士，美国专业心理学委员会成员，他是一位杰出的心理学教授，在位于伊利诺伊州大学城的州长州立大学（Governors State University）从事心理咨询工作，同时，他也是一位就职于威斯康星州日内瓦湖的健康诊所（Wellness Clinic）的心理学家。卡尔森博士担任好几家期刊的编辑，其中包括《个体心理学杂志》（*Journal of Individual Psychology*）和《家庭杂志》（*The Family Journal*）。他获得了家庭心理学和阿德勒心理学的学位证书。他发表的论文有 150 多篇，出版图书 40 多部，其中包括《幸福婚姻的 10 堂必修课》（*Time for a Better Marriage*）、《阿德勒的治疗》[1]（*Adlerian Therapy*）、《餐桌上的木乃伊》（*The Mummy at the Dining Room Tab*）、《失误的治疗》（*Bad Therapy*）、《改变我的来访者》（*The Client Who Changed Me*）、《圣灵让我们感动》（*Moved by the Spirit*）。他与一些重要的专业治疗师和教育者一起，创作了 200 多部专业录像和 DVD。2004 年，美国心理咨询学会称他是一个"活着的传说"。最近，他还与漫画家乔·马丁（Joe Martin）一起在多家报纸上同时刊登了忠

---

[1]《阿德勒的治疗》，2012 年 1 月，重庆大学出版社。

告漫画（advice cartoon）《生命边缘》（*On The Edge*）。

马特·恩格拉-卡尔森（Matt Englar-Carlson），哲学博士，他是富乐顿市加利福尼亚州立大学（California State University）的心理咨询学副教授，同时也是位于澳大利亚阿米德尔市的新英格兰大学（University of New England）保健学院的兼职高级讲师。他是美国心理学会第51分会的会员。作为一名学者、教师和临床医生，恩格拉-卡尔森博士一直都是一位勇于创新的人，他在职业上一直充满激情地训练、教授临床医生更为有效地治疗其男性来访者。他的出版物达30多部，在国内和国际上发表了50多篇演讲，其中大多数的关注焦点都是集中于男性和男性气质。恩格拉-卡尔森博士与人合著了《与男性共处一室：治疗改变案例集》（*In the Room With Men: A Casebook of Therapeutic Change*）和《问题男孩的心理咨询：专业指导手册》（*Counseling Troubled Boys: A Guidebook for Professionals*）。2007年，男性心理研究学会（Society for the Psychological Study of Men and Masculinity）提名他为年度最佳研究者。同时，他也是美国心理学会致力发展男性心理学实践指导方针工作小组的成员。作为一位临床医生，他在学校、社区、大学心理健康机构对儿童、成人以及家庭进行了广泛的治疗。

致　谢

本书有一部分是由下列出版物改编而来：

Klerman, G. L., Weissman, M. M., Rounsaville, B. J., & Chevron, E. S. (1984). *Interperonal psychotherapy of depression*. New York, NY: Basic Books.

Weissman, M. M. (2006). A brief history of interpersonal psychotherapy. *Psychiatric Annals*, 36, 553-557.

Weissman, M. M., Markowitz, J. C., & Klerman, G. L. (2000). *Comprehensive guide to interpersonal psychotherapy*. New York, NY: Basic Books.

Weissman, M. M., Markowitz, J. C., & Klerman, G. L. (2007). *Clinician's quick guide to interperonal psychotherapy*. New York, NY: Oxford University Press.

本书作者想要对伊丽莎白·迪迪耶（Elizabeth Didie）、劳拉·迪茨（Laura Dietz）、蒂娜·戈尔德斯泰因（Tina Goldstein）、斯特凡妮·赫拉斯塔拉（Stephanie Hlastala）、詹妮弗·约翰逊（Jennifer Johnson）、埃伦·波列修克（Ellen Poleshuck）、南希·塔尔沃博

特（Nancy Talbot）、马丁·塔诺夫斯基-克拉夫（Martin Tanofsky-Kraff）表示感谢，感谢他们每一个人所提供的他们针对特定人群而对人际关系心理治疗（IPT）所做改编的信息。同时，还要感谢黛博拉·弗兰克尔（Debra Frankel），感谢她帮助整理了这个冗长的案例，还有马克·布洛姆（Marc Blom）、约翰·马科维茨（John Markowitz）、水岛博子（Hiroko Mizushima）、波拉·拉维茨（Paula Ravita）、米尔纳·魏斯曼（Myrna Weissman），感谢他们提供了有关 IPT 发展与传播历史的信息。

鹿鸣心理（心理治疗丛书）书单

书　名	书　号	出版日期	定　价
《生涯咨询》	ISBN:9787562483014	2015年1月	36元
《人际关系疗法》	ISBN:9787562482291	2015年1月	29元
《情绪聚焦疗法》	ISBN:9787562482369	2015年1月	29元
《理性情绪行为疗法》	ISBN:9787562483021	2015年1月	29元
《精神分析与精神分析疗法》	ISBN:9787562486862	2015年1月	38元
《认知疗法》	ISBN:待定	待定	待定
《现实疗法》	ISBN:待定	待定	待定
《行为疗法》	ISBN:待定	待定	待定
《叙事疗法》	ISBN:待定	待定	待定
《接受与实现疗法》	ISBN:待定	待定	待定

请关注鹿鸣心理新浪微博：http://weibo.com/555wang，及时了解我们的出版动态，@鹿鸣心理。

鹿鸣心理（心理咨询师系列）书单

书　名	书　号	出版日期	定　价
《焦虑症和恐惧症———一种认知的观点》	ISBN:9787562453499	2010年5月	45.00元
《超越奇迹：焦点解决短期治疗》	ISBN:9787562457510	2010年12月	29.00元
《接受与实现疗法：理论与实务》	ISBN:9787562460138	2011年6月	48.00元
《精神分析治愈之道》	ISBN:9787562462316	2011年8月	35.00元
《中小学短期心理咨询》	ISBN:9787562462965	2011年9月	37.00元
《叙事治疗实践地图》	ISBN:9787562462187	2011年9月	32.00元
《阿德勒的治疗：理论与实践》	ISBN: 9787562463955	2012年1月	45.00元
《艺术治疗———绘画诠释：从美术进入孩子的心灵世界》	ISBN:9787562476122	2013年8月	46.00元
《游戏治疗》	ISBN:9787562476436	2013年8月	58.00元
《辩证行为疗法》	ISBN:9787562476429	2013年12月	38.00元
《躁郁症治疗手册》	ISBN:9787562478041	2013年12月	46.00元
《以人为中心心理咨询实践》	ISBN:9787562453512	2014年12月	待 定

图书在版编目（CIP）数据

人际关系疗法 / （美）弗兰克（Frank, E.），（美）利文森（Levenson, J.C.）著；郭本禹译.
——重庆：重庆大学出版社，2015.1（2024.11重印）
（心理咨询师系列·西方主流心理治疗理论）
书名原文：interpersonal psychotherapy
ISBN 978-7-5624-8229-1

Ⅰ.①人… Ⅱ.①弗…②利…③郭…④方…
Ⅲ.①人际关系—精神疗法 Ⅳ.①R749.055

中国版本图书馆CIP数据核字（2014）第117216号

人际关系疗法

（美）埃伦·弗兰克 杰西卡·C.利文森 著

郭本禹 方 红 译

策划编辑：王 斌 敬 京
责任编辑：李桂英
责任校对：刘雯娜

重庆大学出版社出版发行
出版人：陈晓阳
社址：（401331）重庆市沙坪坝区大学城西路21号
网址：http://www.cqup.com.cn
重庆亘鑫印务有限公司印刷

开本：890mm×1240mm 1/32 印张：7 字数：142千
2015年1月第1版 2024年11月第4次印刷
ISBN 978-7-5624-8229-1 定价：35.00元

版贸核渝字（2013）第 45 号